急危重症护理学系列教程丛书

U0218479

急救护理学
——实验指导

总主编 吴欣娟　班　博　潘　慧

主　编 刘鹏飞　王永芳　刘继海

副主编 郭瑞红　张传坤　李　伟　汤丽咏

编　者（以姓氏笔画为序）

王　妍　王永芳　刘　冰　刘继海

刘鹏飞　汤丽咏　孙海娅　杜　琳

李　伟　李　琛　李　慧　杨　莉

吴冬梅　吴欣娟　张传坤　柳秋实

夏焕君　郭瑞红　潘　慧

中国协和医科大学出版社

图书在版编目（CIP）数据

急救护理学实验指导／刘鹏飞，王永芳，刘继海主编. —北京：中国协和医科大学
出版社，2014.9

（急危重症护理学系列教程丛书）

ISBN 978-7-5679-0147-6

Ⅰ．①急…　　Ⅱ．①刘…②王…③刘…　　Ⅲ．①急救-护理学-教学参考资料

Ⅳ．①R472.2

中国版本图书馆 CIP 数据核字（2014）第 171756 号

急危重症护理学系列教程丛书

急救护理学——实验指导

主　　编：刘鹏飞　王永芳　刘继海
责任编辑：刘岩岩

出版发行：中国协和医科大学出版社
　　　　　（北京东单三条九号　邮编100730　电话65260378）
网　　址：www. pumcp. com
经　　销：新华书店总店北京发行所
印　　刷：北京佳艺恒彩印刷有限公司

开　　本：787×1092　　1/16 开
印　　张：10.5
字　　数：250千字
版　　次：2014 年 9 月第一版　　2014 年 9 月第一次印刷
印　　数：1—3000
定　　价：25.00 元

ISBN 978-7-5679-0147-6

（凡购本书，如有缺页、倒页、脱页及其他质量问题，由本社发行部调换）

序

随着现代医学科学技术的发展，护理理念、急救护理技术都发生了根本性的改变，为达到国家对临床专科型护理人员的要求标准，实现"科技兴护"的目标，编者们选取重症监护护理专科为切入点，编写了《急救护理学——实验指导》、《重症监护技术——实验指导》等系列教材。

本教材是临床护理理论的重要组成部分，是适应急救医学与现代护理学的发展而编写，紧密结合临床急救工作实践，更好地服务于临床。

本教材的编写具有以下特点：一是创新性，在编写过程中突出学科发展，注重护理领域新知识的探索；二是可操作性，编者根据护理的临床特点和要求强化了护理操作的程序化与规范化；三是实用性，编者特别强调了内容与实际工作的结合，同时配以护理技术操作的大量插图，有利于护理人员临床实践。

本教材无论对护理学生还是临床护理人员都是一本受益匪浅的指导用书，必将受到广大读者的青睐。借该书出版之际，谨此祝贺，并以此为序。

北京协和医院护理部主任
北京协和医学院护理学院副院长
中华护理学会副理事长

吴欣娟

2014 年 7 月

前　言

　　急救护理学实验是急救护理学课程中的重要部分。通过实验课的学习，能巩固和加深课堂教学内容，掌握急救基本操作技能，提高学生临床急救护理实践能力，同时对培养学生的急救意识、爱伤观念也具有重要作用。

　　《急救护理学——实验指导》的教学内容以培养学生的"三基"为基本指导思想。通过系统地临床急救护理基本技能的训练，使学生巩固急救护理学知识，掌握临床急救护理技术，培养临床思维和护理实践能力，并加强学生沟通能力、团队合作能力以及人文关怀素养的提高。

　　本教材是高等医学院校实验、实训指导教材，编写人员主要包括两部分。一部分是长期从事急救护理教学的高校护理教师，另一部分是多年工作在院前急救或院内急诊的临床一线医护人员。教材包含了急救护理专科的核心知识与技能，同时秉承与时俱进的思想，涵盖了急救护理的前沿内容。该书共分 8 章：紧急气道开放技术、气道梗阻急救术、简易呼吸器辅助通气、心肺脑复苏和高级心血管生命支持、心电监护技术、心脏电复律术、洗胃术、创伤急救技术。各章节除附有操作流程图及考核评分标准外，还附有相关练习题，便于学生复习、巩固和强化所学知识。除以上 8 章外，尚附有急诊科常见病症的急救流程图。

　　本教材既可作为护理本科学生的急诊护理学实验指导书，也可作为临床护理人员自学用书或参考用书。

　　最后，衷心感谢协和医学护理部主任吴欣娟老师。她为教材的编写提供了帮助并为本丛书撰写了序言。由于编者水平有限，书中难免存在不足之处，希望广大读者批评指正。

编　者

2014 年 7 月

目　录

第一章　紧急气道开放技术

正确开放气道是抢救危重患者的一项救护技术。畅通气道的方法主要有手法开放气道和建立人工气道（包括口咽通气道、鼻咽通气道、气管插管、气管切开以及环甲膜穿刺等）两种。

第一节　手法开放气道

【适应证】

手法开放气道适用于因各种原因引起舌后坠而堵塞呼吸道的患者。

【禁忌证】

怀疑颈椎损伤的患者禁用仰头-举颏法和仰头-抬颈法。

【操作程序】

首先，将患者置于仰卧位，患者头、颈、躯干成一直线，无扭曲，双手放于躯干两侧。如患者倒地时面部朝下，应采取轴位翻身的方法，小心转动患者，并使患者全身各部成一个整体。翻身时尤其要注意保护颈部，可使用颈椎保护手法以保护颈椎和避免加重颈椎损伤，使患者平稳地转至仰卧位。

体位摆好后应先清除患者口咽部的分泌物，然后再采用"三步手法"紧急开放气道，即头后仰-托下颌-开口，使患者头后仰，对疑有颈椎骨折者，保持头颈脊柱在一条直线上，并使头适度后仰和张口。

1. **仰头-举颏法**　是临床最常使用的手法，如患者无颈椎损伤，可首选此法。患者取去枕仰卧位，施救者位于患者一侧，一手小鱼际侧置于患者前额处，并向后按压使其头部后仰，另一手的四指（除拇指外）置于患者靠近颏部的下颌骨下缘，将颏部上举抬起（图1-1）。

2. **仰头-抬颈法**　患者去枕仰卧，施救者位于患者一侧，一手以小鱼际侧置于患者前额处，并用力下压，使头后仰，另一手从其颈部下方托住并向上抬颈（图1-2）。此方法临床已很少应用，且禁用于疑有头、颈椎损伤的患者。

3. **双手托颌法**　患者去枕仰卧，施救者位于患者头顶侧，两肘置于患者背部同一水平面上，用双手抓住患

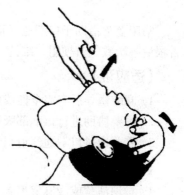

图1-1　仰头-举颏法

者两侧下颌角，向上牵拉，使其下颌上抬。患者头部后仰同时，可用两手拇指下推下颌，使其口腔打开。头部后仰的程度要达到下颌角与耳垂的连线与地面垂直（图1-3）。急救时，单纯双手托颌法是颈椎损伤患者开放气道的良好手法，可避免加重颈椎损伤，但不便于口对口人工呼吸。

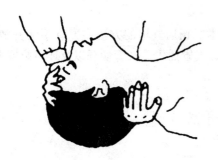

图1-2　仰头–抬颈法

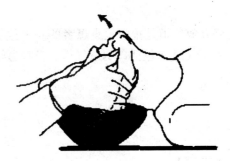

图1-3　双手托颌法

【注意事项】

1. **严格掌握适应证**　进行手法开放气道时，若仍不能解除气道梗阻，应考虑上呼吸道有异物存在，此时需要及时清除呼吸道内的异物，如患者仍有反应或正处于抽搐时，则不可用手清除异物。

2. **疑有颈椎损伤的处理**　对疑有颈椎损伤的患者，首选双手托颌法打开气道，若该方法未能开放气道，应考虑建立人工气道。

3. **方式正确**　使用仰头–举颏法时，应注意勿压迫颈前的软组织，以免对气管造成压迫。托下颌法时，施救者的第2～5指应着力于患者下颌角的升支，而不要握住下颌角的水平支，否则会导致口腔关闭，影响气道的开放。

4. **有效指征**　患者呼吸道梗阻解除并恢复自主呼吸，气流通畅。

第二节　咽插管术

临床上常借助于口咽通气道或鼻咽通气道进行咽插管，以抵住舌根和舌体，从而解除舌根后坠所致气道梗阻，维持气道通畅。

【适应证】

1. 麻醉诱导后有完全性或部分性上呼吸道梗阻和（或）需要牙垫的意识不清的患者。
2. 需要协助进行口咽部吸引的患者。
3. 需要通过口咽通气道引导进行气管插管的患者。

【禁忌证】

1. 意识清楚或浅麻醉患者（短时间应用的除外）。
2. 前4颗牙齿具有折断或脱落的高度危险患者。

【操作程序】

1. 口咽通气道置入术　口咽通气道是一种由弹性橡胶或塑料制成的硬质扁管形人工气道，呈弯曲状，其弯曲度与舌及软腭相似（图1-4）。目前口咽通气道有四种系统、两种类型，即柔软的口咽通气道（规格：55~115mm）、口对口急救口咽通气道（规格：成人80~105mm）、半硬式口咽通气道（规格：40~110mm）、双通道半硬式口咽通气道（规格：40~100mm）；两种类型即橡胶型和塑料型。

（1）评估患者的口腔、咽部及气道分泌物情况，有无活动性义齿。

（2）选择合适的口咽通气道，长度为口角至耳垂或下颌角的距离（图1-5A）。患者取平卧位，头后仰，使上呼吸道三轴线（口、咽、喉）尽量在一条直线上，清除口咽部分泌物，保持呼吸道通畅。

（3）置入方法

1）直接放置法：可用压舌板协助打开患者的口腔，将口咽通气道的咽弯曲部分沿舌面顺势送至上咽部，将舌根与口咽后壁分开。

2）反向插入法：打开患者的口腔，将口咽通气道的咽弯曲部分朝向腭部沿口角插入口腔（图1-5B）。当导管插入全长约1/2（即其内口接近口咽后壁）时，将导管旋转180°，于患者吸气时顺势向下推进（图1-5C），弯曲部分下面压住舌根，弯曲部分上面抵住口咽后壁，直至口咽通气道的翼缘到达唇部的上方。

（4）检测是否通畅：将手掌置于通气管道外侧，于呼气相感觉是否有气流呼出，或以少许棉絮置于通气管道外，观察其运动幅度。此外，还应观察胸廓起伏情况及双肺呼吸音的听诊情况，并检查口腔，以防舌或唇夹置于牙齿与口咽通气道之间。

（5）妥善固定：置管成功后，用胶布交叉固定于面颊两侧。如口咽通气道翼缘有小孔的，可将系带穿过两个小孔，绕至颈后打结固定。

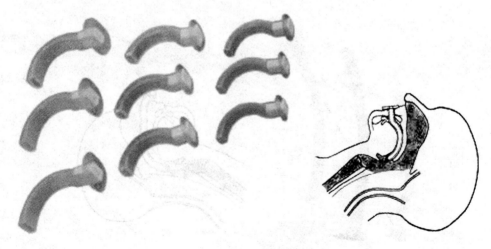

图1-4　口咽通气导管

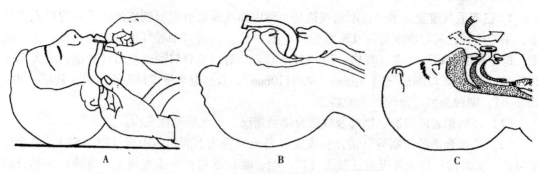

图 1-5　口咽通气道置入过程

A. 选择合适的口咽通气道；B. 咽弯曲部朝向腭部沿口角插入口腔；C. 旋转口咽通气道，继续推进直达咽部

2. 鼻咽通气道置入术　鼻咽通气道的质地为硅胶，具有柔软、操作简单、数秒钟内便可获得有效通气、刺激性较小，且附壁痰栓形成少等特点。同时，因其留置过程中不刺激咽喉三角，无恶心反射，具有很好的耐受性。因此，对气道不通畅，下颌很紧、牙关紧闭，经口置入气道有困难的患者，可选用鼻咽通气道（图 1-6）。

（1）评估患者的鼻腔大小及外形，明确有无创伤、异物、鼻息肉等情况。

（2）患者取仰卧位，选择合适的鼻咽通气道（可用患者的小指直径作为参考），测量鼻尖到耳垂长度，即为插入深度。

（3）鼻腔黏膜表面喷洒血管收缩药和局麻药物（如呋麻合剂或麻黄碱稀释液、利多卡因等），紧急情况下也可不用。

（4）用液状石蜡棉球润滑鼻咽通气道外表面。

（5）将鼻咽通气道弯曲度向下、弧度朝上对着硬腭、斜面向着鼻中隔，沿鼻腔底部平

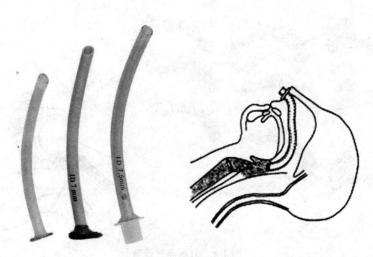

图 1-6　鼻咽通气道

行向后插入，直至在鼻咽部后壁遇到阻力。此时，将通气管道逆时针旋转90°，使其斜面对着鼻咽后部黏膜，通过咽后壁后，旋转回原位，并推送至尾部到达鼻腔外口。

（6）评估气道是否通畅，固定导管。

（7）拔出鼻咽通气道　拔出前，先吸净鼻腔及口腔内分泌物，于呼气相拔出，以免误吸。在拔出过程中，如遇到阻力，可暂停，待用润滑剂或水湿润后反复转动通气管道，待其松动后，再行拔出。

【注意事项】

1. 严格掌握适应证　口咽通气道仅用于昏迷患者。咽反射完好者，强行插入口咽导管易诱发喉痉挛或恶心、呕吐等。

2. 体位　咽插管时患者需头后仰。

3. 口咽通气道

（1）选择口咽通气道时应遵循宁长勿短、宁大勿小的原则。

（2）对于意识不清的患者，操作者可用一手的拇指与示指将患者的上唇齿与下唇齿分开，另一手将口咽通气道从后臼齿处插入。

（3）昏迷患者，口咽通气道可持续放置于口腔内，但应每2~3h重新更换位置，每4~6h清洁口腔及口咽通气导管一次。每天更换口咽通气道一次，换下的口咽通气道浸泡消毒后，晾干备用。

（4）牙齿松动者，插入或更换口咽通气道前后应观察有无牙齿脱落。

（5）口腔内及上下颌骨创伤者、咽部气道占位性病变者、咽部异物梗阻的患者禁用口咽通气道。

4. 鼻咽通气道

（1）对有鼻息肉、鼻腔出血或有出血倾向、鼻外伤、鼻腔畸形、鼻腔炎症、明显的鼻中隔偏曲以及颅底骨折、脑脊液耳鼻漏的患者禁用鼻咽通气道。

（2）在置入鼻咽通气道时，切忌暴力，如用中等力量不能将通气导管置入，应换另一根较细的通气导管，并用棉棒扩张鼻道，或选择另一鼻孔试插。

（3）鼻孔与鼻咽通气道之间涂油，并及时清除鼻腔分泌物，以保持鼻咽通气道通畅，无痰痂阻塞。

（4）每1~2d更换鼻咽通气道一次，并于另一侧鼻孔插入，以避免鼻黏膜受压。

第三节　喉罩置入术

喉罩（laryngeal mask airway，LMA）是介于面罩和气管插管之间的一种新型维持呼吸道通畅的装置，插入咽喉部罩在声门上方，气囊充气后在喉周围形成密封圈，由通气导管开口连接麻醉机或呼吸机，也可让患者自主呼吸（图1-7）。

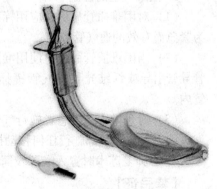

图1-7　喉罩

根据喉罩发明先后时间和用途，至今已推出三代喉罩：第一代为标准喉罩通气（又称普通喉罩通气道，standard laryngeal mask airway，SLMA）；第二代为气管插管喉罩通气道（intubating laryngeal mask airway，Intubating LMA），是专门为气管插管而设计的装置；第三代为食管引流型喉罩通气道（又称双管型喉罩通气道，proseal laryngeal mask airway，PLMA）。普通喉罩由通气管道、通气罩和充气管道构成，其型号的选择见表 1-1。

表 1-1　普通喉罩型号的选择（依体重而定）

型号	体重 （kg）	内径 （mm）	长度 （cm）	套囊容量 （ml）	FOB 型号 （mm）	最大 ETT （mm）
1	<6.5	5.25	10	2~5	2.7	3.5
2	6.5~20	7.0	11.5	7~10	3.5	4.5
2.5	20~30	8.4	12.5	14	4.0	5.0
3	30~70	10	19	15~20	5.0	6.0
4	>70	12	19	25~30	5.0	6.5

【适应证】

1. 替代面罩和口咽通气道

（1）不需肌松药的体表、四肢全麻短小手术，易于固定，且通气效果好。

（2）用于麻醉后监测治疗室拔管后的患者。

2. 替代气管导管

（1）适用于无呕吐反流危险的手术，尤其是保留自主呼吸的患者，便于观察呼吸，评估中枢功能。

（2）通过喉罩可施行支气管纤维镜激光声带手术、气管或支气管内小肿瘤手术。

（3）不希望使用气管内插管的患者。

（4）眼科手术时使用喉罩引起眼压升高幅度小，术后较少呛咳，喉罩拔除反应较轻，眼内压波动小。

3. 困难气道的控制

（1）对困难插管病例在应用标准面罩和呼吸囊不能维持有效通气的场合，可用 LMA 作为紧急而有效的通气管使用。

（2）当困难插管而被迫使用喉罩以后，喉罩可用作气管内插管的向导，即先将一根气管导管引导或纤维光导支气管镜插入喉罩进入气管内，然后再套入气管导管顺势推进气管内。

（3）对颈椎不稳定患者施行气管内插管需移动头部有较大顾虑时，最适宜使用喉罩通气，因无需对头颈部施行任何移动操作。

4. 心肺复苏术时置入喉罩较简单，使用方便，效果可靠，能争取分秒的宝贵时间。

【禁忌证】

1. 有呕吐反流误吸高度危险的患者，饱食、腹内压过高、习惯性呕吐、有症状的食道裂孔疝等。

2. 咽喉部存在感染、肿瘤、脓肿、血肿、潜在呼吸道梗阻等的患者。

3. 必须保持持续正压通气的手术，通气压力需大于 $25cmH_2O$ 的慢性呼吸道疾病。

4. 张口度<1.5cm 者。

5. 肺顺应性下降或气道阻力增高者。

【优点】

1. 喉罩可采用高压蒸气消毒，并可反复使用。

2. 操作简单、容易，只要患者无张口困难，便能置入喉罩，且容易固定不易脱出。与临床常规使用的标准麻醉口鼻部面罩相比，喉罩的使用可解脱麻醉者手臂的疲劳，一般无气体入胃的弊病，使用简便。

3. 无喉镜插入、显露声门、导管插过声门等机械刺激，不易出现喉头水肿、声带损伤、喉返神经麻痹等并发症。

4. 无需使用肌松药，能保留自主呼吸，避免肌松药及拮抗药的不良反应。喉罩通气较少发生氧饱和度降低，较少遇到呼吸道通畅的维持困难。

5. 置入时刺激轻，分泌物少，不影响气管纤毛活动，利于排痰，能维持气道的自洁作用；术后咳嗽、肺不张、肺炎等肺部并发症少。

6. 气道阻力小，患者呼吸作功小，呼吸肌不易疲劳。

7. 所需的麻醉深度比气管插管者浅，麻醉药用量减少。在喉罩通气下，允许在短时间内复合使用较多种的麻醉药，必要时可以施行轻微的辅助呼吸。

【缺点】

1. 气道的密闭性有时较差，导致正压通气时容易漏气，漏气程度与手术时间长短、患者体位、颈部紧张度、通气阻力、通气压力大小等因素有关。

2. 因气管与食管之间的距离较近，喉罩置入后喉罩与食管口之间的隔离不够充分，麻醉气体有可能进入胃，尤其当食管下段括约肌张力减退时，容易出现呕吐、反流、误吸等危险。因此，在需要施行正压通气的场合其应用有一定的限制。

3. 喉罩内的内嵴有时可阻挡吸痰管置入气管内，导致吸痰困难。

4. 2号以下喉罩的管腔比较窄（与罩内的内嵴有关），容易扭曲，有可能导致 CO_2 蓄积。

5. 价格昂贵。

【操作程序】

1. 操作前准备

（1）物品准备：根据年龄和体型选择合适的喉罩，检查是否漏气，吸出气囊内气体，用手或器具使边缘平整无皱褶，润滑后备用。麻醉物品、注射器、胶布以及吸引装置等。

（2）患者准备：操作前患者禁食，取平卧或侧卧位，清除口腔、气道内分泌物，保持气道通畅。

（3）喉罩置入前的麻醉

1）异丙酚静脉诱导：在面罩去氮、静脉注射异丙酚诱导后即可置入喉罩，无需使用肌松药。但绝对不能用硫喷妥钠静脉诱导，因极容易引起严重的喉痉挛。

2）神经安定镇痛麻醉：在面罩去氮、静脉注射氟哌利多芬太尼合剂结合表面麻醉后即可置入喉罩。

3）吸入全身麻醉：在吸入 O_2-N_2O（1∶2）及低浓度异氟烷诱导至咽喉反射消失、下颌松弛后即可置入喉罩，但需注意麻醉不能过浅。

2. 喉罩置入过程

（1）盲探法置入：较常用，有两种方法。

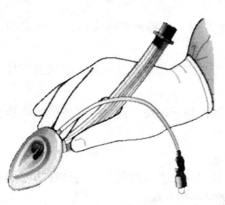

图 1-8　持喉罩手势

1）常规法：患者头轻度后仰，操作者左手牵引下颌以展宽口腔间隙，右手拇指、示指如持笔样握住通气管根部（图 1-8），中指向下推下颌使患者口张开，将喉罩顶向硬腭方向，罩口朝向下颌（图 1-9A），沿舌正中线贴咽后壁向下置入（图 1-9B），同时伸展示指向另一只手方向用力形成对抗压力（图 1-9C），向咽下部推送，直至遇到阻力，固定导管外端，同时移出示指（图 1-9D），套囊充气，并用胶布交叉固定导管（图 1-10）。

2）逆转法：置入方法与常规法基本相同，只是先将喉罩口朝向硬腭置入口腔至咽喉底部后，轻巧旋转 180°（喉罩口对向喉头），再继续往下推置喉罩，直至不能再推进为止。另一手固定导管外端，充气。

（2）喉罩置入的最佳位置：最佳位置是指喉罩进入咽喉腔，罩的下端进入食管上口，罩的上端紧贴会厌腹面的底部，罩内的通气口针对声门（图 1-11），若喉罩位置过高，则导致漏气及反流（图 1-12）。将罩周围的套囊充气后，即可在喉头部形成密闭圈，从而保证了通气效果。小于 10 岁的患儿置入喉罩的平均深度 = 10cm+0.3×年龄（岁）。

（3）判断喉罩位置是否正确的方法

1）自主呼吸时：贮气囊有正常的膨缩，胸腔无反常呼吸运动。

2）加压呼吸时：气道通畅，胸部听诊为清晰呼吸音，无漏气感。

3）人工呼吸时：气道无阻力，呼气末二氧化碳波形、数据正常。

4）必要时用支气管纤维镜检查 LMA 位置。

5）若 LMA 插入后，有气道梗阻时应立即拔出，重新插入。

3. 拔管　待患者清醒或保护性反射恢复后，先抽空气囊，然后拔出喉罩。

【注意事项】

1. 与气管内插管者基本相同，注意通气效果，尤其是 $P_{ET}CO_2$，在小儿常有上升趋势。

2. 密切倾听呼吸音，以便及时发现反流误吸。

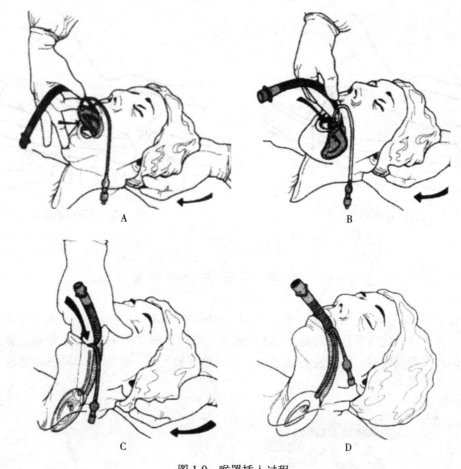

图 1-9 喉罩插入过程

A. 将 LMA 送进口腔；B. 沿上腭向下推送 LMA；C. 用示指探查合适的路径；D. 抵达合适的位置

3. 若喉罩置入后，出现气道梗阻应立即拔出，重新插入。

4. 无论自主呼吸还是正压通气，均要监测 $P_{ET}CO_2$ 和 SpO_2。正压通气时，气道内压不宜超过 $20cmH_2O$，否则易发生漏气或气体入胃。

5. 手术结束后，麻醉尚未完全转浅时，可吸引罩内积存的分泌物，但需注意吸痰管不能直接接触喉头，因易诱发喉痉挛。

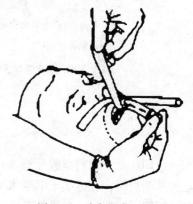

图 1-10 胶布固定

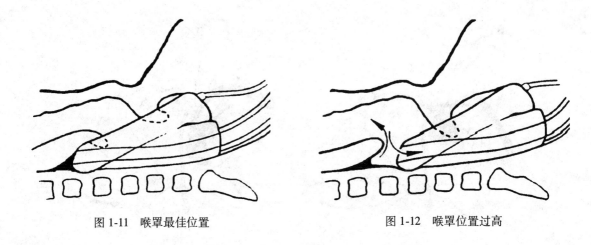

图1-11 喉罩最佳位置　　　　　　　图1-12 喉罩位置过高

第四节　食管–气管联合导管置入术

食管–气管联合导管（esophageal-tracheal combitube，ETC）是带有2个充气气囊的双腔组合管，是可以替代气管导管的另一侵入性的高级气道设施（图1-13）。在院前急救、心肺复苏和困难气管插管时，ETC能更加迅速、有效地开放气道，并能减少胃内容物误吸等致命性并发症的发生。

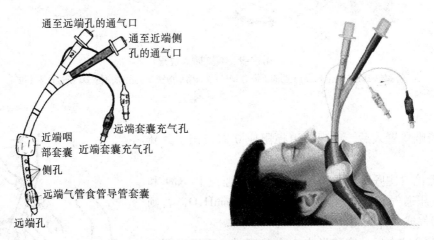

通至远端孔的通气口
通至近端侧孔的通气口
远端套囊充气孔
近端咽部套囊
近端套囊充气孔
侧孔
远端气管食管导管套囊
远端孔

图1-13 食管–气管联合导管

ETC是一塑料双腔导管。一个腔类似传统的气管导管，其远端开放，为气管腔；另一腔远端封闭，在近端于咽喉水平有侧孔，为食管腔。每个腔通过短管与各自的衔接器相连，气管腔衔接器短，食管腔衔接器长。ETC远端外径为13mm，远端套囊为白色，可充气10~15ml用来保持食管或气管与导管壁的气密性；近端套囊为蓝色，可充气100ml，充气后可压迫舌根和软腭，从下咽部封闭口、鼻气道并有助于固定导管。导管近端套囊上缘大约8cm处有一标记线，该线正对上、下门齿时表示插管深度合适。

【适应证】

1. 呼吸停止者。

2. 心脏停止者。

3. 无意识，没有咽反射者。

4. 气管导管插管失败者。

【禁忌证】

当患者出现以下情况时，不主张放置食管-气管联合导管。

1.16岁以下患者或身高未达到制造商建议的成人或小个子的最低标准者。

2. 呕吐反射存在者。

3. 已知或怀疑有食管疾病或食管静脉曲张者。

4. 摄入腐蚀性物质者。

5. 怀疑颈椎损伤或需要颈椎制动者。

【优缺点】

1. 优点

（1）插入时采用盲插技术不要求暴露声门。

（2）插入迅速。

（3）限制反流、误吸及胃扩张，可用于非禁食患者。

（4）该导管更易进入食管而非气管。当导管进入食管时，将通过邻近声门和气管的侧孔进行通气；如进入气管，则通过导管中段的开口进行通气。

（5）易于培训，容易掌握。

2. 缺点

（1）仅用于成人，且患者没有反应和没有咽反射。

（2）部分密封性差。

（3）不能完全避免误吸。

（4）大多有反应的患者拔管时出现呕吐。

（5）有损伤食管的可能。

【操作程序】

1. 操作前准备

（1）物品准备：食管-气管联合导管，并按厂方提供的说明检查咽部、食管套囊是否完好，抽尽囊内气体后，涂润滑剂备用。

（2）患者准备：给予氧合通气支持，必要时可使用镇静剂。安置合适体位。

2. 插入步骤

（1）患者取平卧位，头、颈部置于适中位置。

（2）右手将未充气的套囊和导管一起握住，使导管的角度与咽的弯曲度保持一致。

（3）左手拇指伸入舌上方，其余四指置于颏下，压舌并打开下颌，清除义齿或口腔异物，从口腔正中将导管轻轻插入，直至导管上的黑线位置到达患者的上下牙齿之间（不要太用力，尝试的时间不得超过30s）（图1-14）。

（4）将近端咽部套囊充气100ml（较小型号的导管可充气85ml），然后将远端套囊充气15ml（较小型号的导管可充气12ml）（图1-15）。

（5）确认导管位置并选择管腔进行通气。为选择恰当的管腔，必须首先判断导管尖端的位置（导管尖端可插入食管，也可能是气管）（图1-16）。

（6）如果导管插入食管，双侧肺部呼吸音对称并在上腹部未闻及呼吸音。此时应经近端咽部管腔通气，主要通过2个套囊之间的咽部侧孔进行通气，使气体进入气管。导管尖端位于食管，不可使用远端导管通气，远端套囊充气，可预防经食管管腔通气时气体进入食管。

（7）如果导管插入气管，当通过近端咽部导管尝试通气时，肺部呼吸音消失，而上腹部可闻及呼吸音，立即停止通气，改为远端导管通气。导管如插入气管内，远端套囊所起到的作用等同于气管导管的套囊。

（8）如果导管置入的位置不确定，肺部呼吸音和上腹部呼吸音均消失。此时将2个套囊放气后，轻轻将导管退出少许，依次将近、远端套囊再次充气。调整后如呼吸音仍消失，应拔出导管。

（9）置入牙垫，固定导管。

（10）通气并记录。

【并发症】

进行食管-气管联合导管通气时，可能会出现食管撕裂伤或破裂、出血、颈动脉破裂、咽损伤、气胸、声带损伤甚至窒息死亡，应予以注意。

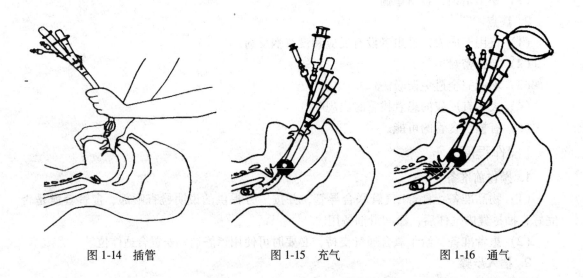

图1-14　插管　　　　　　图1-15　充气　　　　　　图1-16　通气

第五节　气管插管术

气管插管术是将一特制的气管导管，经口腔或鼻腔从声门置入气道的急救和麻醉技术，是快速建立通畅稳定的人工气道，进行有效通气的最佳方法之一。

【适应证】

1. 心脏骤停　患者自主呼吸和心跳停止，简易呼吸器囊无法有效维持呼吸时，需紧急行气管插管建立高级人工气道。

2. 呼吸衰竭　严重呼吸衰竭患者，无法满足氧合需要时，需行气管插管建立人工气道，以便于机械辅助通气。

3. 上呼吸道梗阻或损伤的患者。

4. 手术需要。

【禁忌证】

1. 喉头水肿、气道急性炎症、喉头黏膜下血肿、插管创伤引起的严重出血等。

2. 咽喉部烧灼伤、肿瘤或异物存留者。

3. 主动脉瘤压迫气管者，插管易造成动脉瘤损伤出血。

4. 下呼吸道分泌物潴留难以从插管内清除者，应行气管切开置管术。

5. 其他，如颈椎骨折、脱位者。

【操作程序】（以经口腔明视插管术为例）

经口明视插管术是最方便而常用的插管方法，也是快速建立可靠人工气道的方法。

1. 操作前准备

（1）用物准备：喉镜、气管导管、导管管芯（铜丝或铁丝，一定要比气管导管长）、牙垫、10ml 注射器（用于气囊充气）、胶布、消毒液状石蜡、油棉球、舌钳、开口器、喷雾器（内装 1%丁卡因或其他局麻药）、听诊器、吸痰管和无菌吸痰盒等。

（2）患者及家属准备：神志清醒者应给予必要的解释，以取得患者的合作，向家属说明插管的必要性和危险性，并让其签好气管插管同意书，清除口、鼻、咽内分泌物，除去义齿。咽部局部麻醉以防咽反射亢进，必要时可考虑适当予以镇静剂或肌松药。插管前用简易呼吸器辅助高浓度吸氧 2~3min。

2. 操作步骤

（1）检查所备物品是否齐全及其性能状况：检查导管气囊是否漏气，气管导管远端 1/3 表面上涂上液状石蜡，如使用管芯，将管芯插入导管内，前端不能外露，以免损伤组织，后端弯曲至管外，调整导管角度，利用管芯将导管塑型。准备完毕，携用物至患者床旁。

（2）患者体位：患者采用仰卧位，肩背部垫高约 10cm，头向后仰显露喉部，使口腔、声门、气管基本上位于一条直线上，以利于插入气管插管。

（3）预充氧、人工气道及生命体征监测：在准备插管同时，利用面罩和简易呼吸器或麻醉机，给予患者吸入纯氧 2~3min，避免低氧血症和二氧化碳潴留。

（4）暴露声门：操作者站于患者头端，左手持喉镜，右手将患者上下牙齿分开，从患者口腔右侧插入，将舌推向左侧（图1-17A、B）。喉镜应处于口腔正中，此时可看到悬雍垂（暴露声门的第一标志），同时观察口咽部。如有分泌物，应充分抽吸，以免影响插管的视野。之后慢慢将喉镜送达舌根，稍上提喉镜，看到会厌的游离边缘（暴露声门的第二标志），喉镜插入会厌与舌根之间或插入会厌下方，向前上方挑，即可将会厌挑起，看到勺状软骨间隙（暴露声门的第三标志），再用力上调，即看到声带。

（5）插入导管，并调节导管深度：暴露声门后，右手持导管放入口腔，对准声门在患者吸气末（声门开大时）顺势轻柔地将导管插入气管内（图1-17C）。调整导管深度，避免插入过深（图1-17D），一般情况下，男性患者插入深度为距门齿22~24cm，而女性为20~22cm，2岁以上的小儿可用Levine公式计算气管插管底端距双唇的距离（气管的插入深度）：气管的插入深度（cm）=（年龄÷2+12）。将气囊充气，气管导管连接呼吸机或麻醉机，进行机械通气，先给予纯氧。使用管芯者，在导管绕过声门1cm左右迅速拔出导丝，将导管微旋继续插入气管内。

（6）确认导管插入气管：气管插管成功且气囊充气后，应立即判断导管位置是否正确。确认的方法有：

1）用听诊器听胸部两肺呼吸音是否对称并与插管前听诊情况相对比。若仅在一侧肺闻

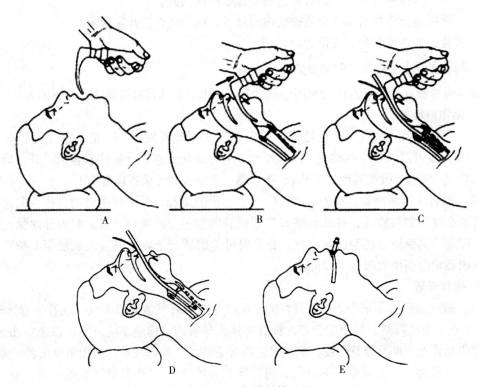

图1-17 经口气管插管过程

A. 插入喉镜；B. 喉镜片沿镜柄长轴提起；C. 导管通过声门，插入气道；D. 调整导管深度，气囊充气；E. 放入牙垫、固定气管导管

及呼吸音且能除外另侧肺不张，则提示导管可能在一侧主支气管。

2）若自导管内吸出痰液，可证明导管在气道内。

3）监测患者呼气末二氧化碳（$P_{ET}CO_2$）浓度，如插入气管，则可见呼气末呈现二氧化碳方波及测得的 $P_{ET}CO_2$ 浓度。

4）连接有波形监测的呼吸机，监测流速-时间波形，如有自主呼吸，可监测到典型的呼吸波形。

5）对于有自主呼吸的患者，可通过麻醉机气囊的收缩，确认导管插入气管。

6）若在简易呼吸器送气时闻及剑突下气过水声，或监测 $P_{ET}CO_2$ 无波形或<5mmHg，或发现腹部迅速膨胀表明导管位于食管，需将导管拔出重新插入。

7）SpO_2 监测，观察 SpO_2 升高者，表明插管在气管内。

8）胸片，气管插管尖端位于隆突之上 3~5cm，此为判断气管插管位置的金标准。

（7）固定导管：于气管导管旁放置牙垫，此时方可退出喉镜，用蝶形胶布将气管导管和牙垫一起固定于面颊部及下颌部（图 1-17E）。

（8）套囊充气：一般用注射器向气囊充气 5~10ml，压力大小可通过挤压注气导管尾端的小气囊判断，或用测压表判断。

（9）吸痰。

（10）影像学检查，进一步调整导管位置。

【注意事项】

1. 每次操作均应严密监测患者的生命体征、神志、经皮脉搏血氧饱和度的变化，重点了解两侧胸廓起伏是否一致，呼吸音是否均匀，以判断导管有无移位。

2. 插管前评估患者气道，预计插管难度，并提前做好准备。经判断如果存在插管困难，可考虑：经纤维支气管镜插入气管插管；逆行插入法；经皮穿刺气管切开管导入术；环甲膜切开术等。

3. 插管时，动作一定要轻柔，不能以牙齿为支点挑会厌，要以上腭为支点暴露声门，以免损伤牙齿。待声门开启时再插入导管，避免导管与声门相顶，以保护声门、喉部黏膜，减少喉头水肿的发生。

4. 会厌挑起不满意或声门暴露不理想时，不要盲目插管，以免损伤声带或喉部黏膜，引起喉痉挛。必要时，可让助手从颈外轻压喉部。

5. 防止牙齿脱落误吸。术前应检查患者有无义齿或已松动的牙齿，并将其去除或摘掉，以免在插管时损伤或不小心致其脱落、滑入气管，引起窒息而危及生命。

6. 插管操作不应超过 40s，如一次操作不成功，应立即面罩给氧，血氧饱和度恢复后再重新插管。

7. 调整气囊压力，避免因压力过高所致气管黏膜损伤，同时压力也不可以过低，压力过低则气囊与气管之间会出现间隙，影响通气效果。

8. 预防气囊漏气，常规做好紧急更换人工气道的准备，同样型号（或偏小）的气管插管、紧急插管器械、面罩、简易呼吸器等。一旦发生气囊漏气，立即予以更换。

9. 监测与急救　当气管插管挑会厌时，迷走神经反射能引起心跳、呼吸骤停，缺氧严重或心肺功能差的患者更容易发生。因此，插管前，除向患者家属详细说明外，插管前还要充分加压面罩给氧，持续监测心率、心律、SpO₂，随时准备抢救。

10. 每天检查导管的位置，做好插管深度交接班。

11. 防止插管意外。

12. **防止非计划拔管**　所谓非计划拔管（unplanned extubations，UE），又称意外拔管，是指未经医护人员同意患者将人工气道自行拔出，或其他原因（包括医护人员操作不当）造成的人工气道脱出气管。国内外报道 UE 的发生率约为10%。预防 UE 的措施可有：①正确、牢固地固定气管插管，每日检查，并及时更换固定胶布或固定带；②检查气管插管深度，插管远端应距隆突 3～5cm，如过浅，则易脱出；③对烦躁不安或意识不清的患者，用约束带固定手臂，防止患者拔管；④呼吸机管道不宜固定过牢，应有一定的活动范围，以防患者翻身或头部活动时将导管牵出。一旦发生 UE，需立即给予合适的氧疗方式维持基本通气及氧合：如患者有自主呼吸且氧浓度需求较低，可根据情况给予鼻导管、Venturi 面罩、储氧面罩吸氧等；若患者对呼吸支持力度需求较高，可考虑无创机械通气（noninvasive positive pressure ventilation，NPPV）；若患者自主呼吸无或微弱，则需以简易呼吸器辅助通气。若患者当时处于病情严重或尚未控制状态，则需立即床旁建立人工气道。

第六节　环甲膜穿刺术

环甲膜位于甲状软骨和环状软骨之间，前无坚硬组织遮挡，后通气管，仅为一层薄膜，周围无要害部位，利于穿刺。

环甲膜穿刺是当遇到危及生命的气道梗阻时，使用针头紧急从环甲膜穿刺气道的技术，是上呼吸道梗阻时开放气道的紧急措施之一。当遇到紧急喉腔阻塞的患者，来不及行气管切开时，行紧急环甲膜穿刺可以暂缓梗阻，使呼吸道通畅，挽救患者的生命。

【适应证】

1. 各种原因引起的上呼吸道完全或不完全梗阻，尤其是声门区阻塞，严重呼吸困难，不能及时气管切开建立人工气道者。

2. 头面部严重外伤者。

3. 气管插管有禁忌者。

4. 气管内给药。

5. 湿化痰液。

【禁忌证】

无绝对禁忌证，有出血倾向和穿刺部位感染为相对禁忌证。如环甲膜穿刺的目的是向气管内注射治疗药物，则明显出血倾向和穿刺部位感染为绝对禁忌证。已明确呼吸道阻塞发生在喉部、环甲膜以下时，不宜行环甲膜穿刺术。

【术前准备】

1. **物品准备**　环甲膜穿刺针或16G注射针头、2ml 无菌注射器、局麻药、消毒液、

"T"形管、供氧设备及氧气连接管、无菌手套。

2. 患者准备

（1）向患者说明实施环甲膜穿刺的目的、方法、注意事项、配合要点及并发症，消除不必要的顾虑，取得患者配合。

（2）签订环甲膜穿刺知情同意书。

（3）患者取仰卧位，头后仰，肩部垫高，保持正中，充分暴露颈部（图1-18）。

【操作步骤】

1. 定位　颈前正中线甲状软骨下缘与环状软骨上缘之间的凹陷处，即环甲膜。

2. 消毒和麻醉　常规消毒穿刺部位的皮肤，行局部麻醉，危急情况下可不做局部麻醉。

3. 穿刺　操作者站于或跪于患者床头，戴手套，左手示指和拇指固定环甲膜处的皮肤，右手持环甲膜穿刺针或注射器以90°垂直刺入环甲膜（图1-19），到达喉腔时有落空感，轻轻回抽注射器有气体抽出。

4. 固定　垂直固定穿刺针，"T"形管上臂的一端与针头连接，"T"形管的下臂连接供氧装置。

5. 留置给药　若经针头导入支气管留置药管，在针头退出后，用纱布包裹并固定。

6. 处理用物，记录穿刺时间。

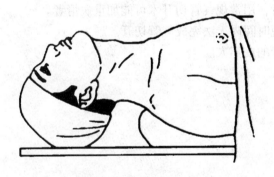

图1-18　患者体位

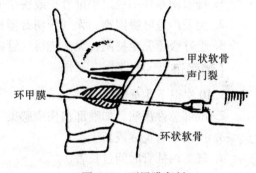

图1-19　环甲膜穿刺

【并发症】

1. 出血　对于凝血功能障碍的患者慎重选择；术中密切观察患者生命体征变化，穿刺部位有无出血。术后如患者咳出少许带血的分泌物，嘱患者切勿紧张，一般1~2d内即可消失。

2. 食管穿孔　若穿刺时用力过大过猛，或没掌握好进针深度，可穿破食管，形成食管-气管瘘。故进针不要过深，在针头拔出之前应防止做吞咽动作，避免损伤喉后壁黏膜及食管壁。

3. 皮下或纵隔气肿　穿刺前定位要准确，垂直进针，防止皮下气肿。若患者剧烈咳嗽，则不易行环甲膜穿刺，因其有造成皮下气肿的可能。

【注意事项】

1. 穿刺时进针不要过深，避免损伤咽喉后壁黏膜。

2. 穿刺后回抽必须有空气，确定针尖在喉腔内才能执行下一步的操作。

3. 如果穿刺点皮肤有出血，可用干棉球压迫，并可适当延长压迫的时间。

4. 如行药物注射，在注射时嘱患者勿吞咽及咳嗽，注射速度要快，注射完毕后迅速拔出注射器及针头，以消毒干棉球压迫穿刺点片刻。针头在拔出之前应防止喉部上下运动，否则容易损伤喉部黏膜。

5. 环甲膜穿刺术作为一种应急措施，穿刺针留置时间不宜过长，一般不超过24h。

6. 如遇血凝块或分泌物阻塞穿刺针头，可用注射器注入空气，或用少许生理盐水冲洗，以保证其通畅。

7. 术后如患者咳出带血的分泌物，嘱患者勿紧张，一般均可在1~2d内即消失。

8. 通过留置软管通常无法很好地进行自主呼吸或有效地进行简易呼吸器通气，因此，如无喷射性的间歇给氧装置，应立即考虑行环甲膜切开术。

第七节 环甲膜切开术

环甲膜切开术为紧急情况下其他插管方法失败或有禁忌证时开放气道、缓解呼吸困难的方法，待呼吸困难缓解后，再做常规气管切开术。

【适应证】

1. 呼吸困难伴不稳定颈椎骨折或脱位的患者，用常规气管切开术可能加重病情者。

2. 突发严重呼吸困难，无气管切开器械或短时间内无法完成气管切开。

3. 上呼吸道完全梗阻，无法施行气管内插管的成年人。

【禁忌证】

1. 10岁以下儿童慎用。

2. 喉部急性疾病，如喉部损伤或感染。

3. 声门下有炎症或新生物。

4. 气管内插管时间过长者。

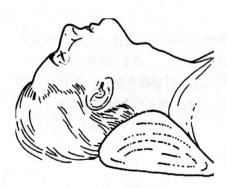

图1-20 患者体位

【术前准备】

1. **物品准备** 21或25号针，5ml注射器，1%利多卡因，球囊面罩装置，氧源及管道，无菌手套，手术刀片、刀柄，气管拉钩，止血钳，持针器，缝线剪，气管切开导管，气管内导管，缝线，胶带，纱布，消毒用品等。

2. **患者准备**

（1）对清醒患者需向其解释操作过程及注意事项，取得患者的同意。

（2）患者取仰卧位并保持头部自然位置，如无禁忌，将毛巾卷置于患者肩部上方的颈下（图1-20）。

【操作步骤】

1. 由一名或两名助手保持气道通畅、气管位于颈前正中线上，并用球囊面罩给氧。

2. 操作者立于患者右侧，用左手拇指和中指固定甲状软骨（图 1-21）。将示指放在喉结上，向下移动示指以确认环甲膜、环状软骨、气管环，向上移动示指直到回到环甲膜，将示指放在环甲膜上。右手示指再次确认。

3. 消毒皮肤，行局部麻醉，如病情紧急，则无需麻醉。

4. 左手示指引导下于环甲间隙中间做 2~3cm 长的横切口，切开皮肤和皮下组织（图 1-22A）。

5. 左手中指和拇指向上下分压切口，示指摸清

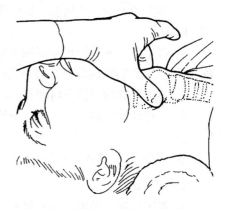

图 1-21　手法定位确认切开位置

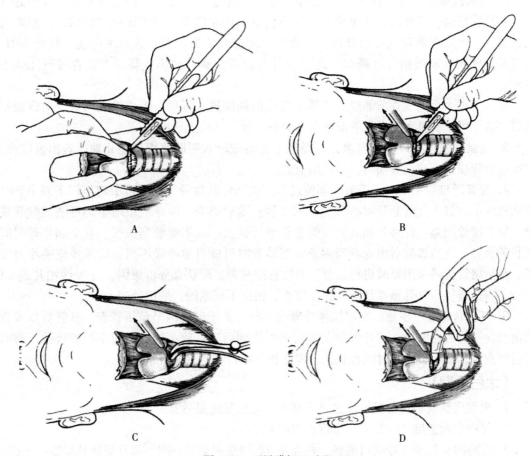

图 1-22　环甲膜切口过程

环甲间隙，引导右手将环甲膜横行切开至喉腔，切口长度 1~1.5cm。

6. 沿手术刀插入气管钩，抓住甲状软骨的下缘，将甲状软骨向上翻，同时移开手术刀（图 1-22B）。

7. 将止血钳或气管扩张器插入环甲膜切口内横行撑开（图 1-22C），将气管导管垂直于皮肤插入气管（图 1-22D），直至突缘贴近皮肤。

8. 移走气管钩，插入内套管，连接球囊装置，为患者通气。

9. 气管导管内囊充气，通过听诊双侧呼吸音和腹部有无呼吸音以确认导管在气管内的位置。

10. 固定气管导管。

【并发症】

1. **皮下气肿** 是术后最常见的并发症，与气管前软组织分离过多，气管切口外短内长或皮肤切口缝合过紧有关。自气管套管周围逸出的气体可沿切口进入皮下组织间隙，沿皮下组织蔓延，气肿可达头面、胸腹，但一般多限于颈部。大多数于数日后可自行吸收，不需做特殊处理。

2. **气胸及纵隔气肿** 在暴露气管时，向下分离过多、过深，损伤胸膜后，可引起气胸。右侧胸膜顶位置较高，儿童尤甚，故损伤机会较左侧多。轻者无明显症状，严重者可引起窒息。如发现患者气管切开后，呼吸困难缓解或消失，而不久再次出现呼吸困难时，则应考虑气胸，X 线拍片可确诊。此时应行胸膜腔穿刺，抽出气体。严重者可行闭式引流术。

手术中过多分离气管前筋膜，气体沿气管前筋膜进入纵隔，形成纵隔气肿。对纵隔积气较多者，可于胸骨上方沿气管前壁向下分离，使空气向上逸出。

3. **出血** 术中伤口少量出血，可经压迫止血或填入明胶海绵压迫止血，若出血较多，可能有血管损伤，应检查伤口，结扎出血点。

4. **拔管困难** 手术时，若节开部位过高，损伤环状软骨，术后可引起声门下狭窄。气管切口太小，置入气管套管时将管壁压入气管；术后感染，肉芽组织增生均可造成气管狭窄，导致拔管困难。此外，插入的气管套管型号偏大，亦不能顺利拔管。有个别带管时间较长的患者，害怕拔管后出现呼吸困难，当堵管时可能自觉呼吸不畅，应逐步更换小号套管，最后堵管无呼吸困难时再行拔管。对拔管困难者，应认真分析原因，行 X 线拍片或 CT 检查、直达喉镜、气管镜或纤维气管镜检查，根据不同原因，酌情处理。

5. **气管食管瘘** 少见。在喉源性呼吸困难时，由于气管内呈负压状态，气管后壁及食管前壁向气管腔内突出，切开气管前壁时可损伤到后壁。较小的、时间不长的瘘孔，有时可自行愈合，瘘口较大或时间较长，上皮已长入瘘口者，只能手术修补。

【术后护理】

1. 观察病情及切口情况，注意气管套管固定松紧度要适宜。

2. 保持室内温度 21~22℃，湿度在 90% 以上。

3. 保持内套管及下呼吸道通畅，每隔 4~6h 清洗内套管一次，每日更换开口纱布一次。

4. 若患者脱离危险，做常规气管切开，一般环甲膜切开处气管套管放置不可超过 48h，以免引起喉狭窄。

5. 若病情好转，试堵管 24~48h 而呼吸通畅，即可拔管。

练习题

一、填空题

1. 手法开放气道时，患者摆好体位后首先应_____，然后再采用"三步手法"紧急开放气道，即：_____、_____、_____。

2. 托下颌法开放气道时，施救者的第_____指应着力于患者下颌角的升支。

3. 口咽通气道的放置方法包括_____和_____两种。

4. 放置口咽通气道时应根据患者_____到_____或_____的距离选择适宜的型号。

5. 成年男性经口气管插管深度约为_____，1 岁以上小儿插入深度的计算公式为_____。

6. 气管插管气囊内充气约_____ml。

7. 环甲膜是位于_____和_____之间的软组织。

8. 环甲膜穿刺术是一种应急措施，穿刺针留置时间不宜过长，一般不超过____h。

二、单项选择题

1. 口咽通气道可用于以下哪种患者
A. 意识清楚　　　B. 有牙齿折断或脱落危险　C. 浅麻醉　　　D. 昏迷

2. 关于放置口咽通气道的操作，下列叙述错误的是
A. 采取侧卧或平卧位，头偏向一侧
B. 置管前后给予吸痰、高流量吸氧
C. 根据患者发际到耳垂的距离选择适宜的型号
D. 定时检查口咽通气道是否通畅

3. 临床上最常使用开放气道的手法为
A. 仰头-举颏法　B. 仰头-抬颈法　　　　C. 托下颌法　　D. 环状软骨压迫法

4. 疑有颈椎损伤的患者，最适宜开放气道的手法为
A. 仰头-举颏法　B. 仰头-抬颈法　　　　C. 托下颌法　　D. 环状软骨压迫法

5. 成人心肺复苏时打开气道最常用的方式为
A. 仰头-举颏法　B. 仰头-抬颈法　　　　C. 托下颌法　　D. 环状软骨压迫法

6. 口咽通气道保留时间一般不超过
A. 24h　　　　　B. 72h　　　　　　　C. 1 周　　　　D. 1 个月

7. 鼻咽通气道保留时间可达
A. 72h　　　　　B. 1 周　　　　　　　C. 1 个月　　　D. 2 个月

8. 患者张口度为以下何值时，为喉罩禁忌

A. <3.0cm   B. <2.5cm   C. <2.0cm   D. <1.5cm

9. 食管-气管联合导管用以压迫舌根和软腭的套囊，充其量为

A. 10ml   B. 50ml   C. 100ml   D. 150ml

10. 经口气管插管的相对禁忌证包括

A. 喉头水肿   B. 上呼吸道烧伤   C. 颈椎损伤   D. 以上都是

11. 成年女性经口气管插管的深度为

A. 18~20cm   B. 20~22cm   C. 22~24cm   D. 24~26cm

12. 气管插管操作过程不应超过多少时间

A. 15~20s   B. 30~40s   C. 1min   D. 2min

13. 对于缺氧患者，给予面罩或人工辅助通气后，经皮血氧饱和度达多少以上方可开始插管

A. 75%   B. 80%   C. 85%   D. 90%

14. 气管插管可引起以下各种反射，除外

A. 咳嗽反射   B. 呕吐反射   C. 吞咽反射   D. 膝腱反射

15. 气管插管常见的并发症，除外

A. 肺不张   B. 舌压伤   C. 窒息   D. 喉炎

16. 固定气管插管时，下列哪项不正确

A. 操作前，测量气囊内压力，使其维持在 22~32cmH$_2$O

B. 对于躁动者给予适当的约束

C. 操作前，检查气管导管外露长度，避免气管导管的移位

D. 调整呼吸及管路的长度和位置，保持头颈部与气管导管活动的一致性

17. 气管插管时，插管深度为导管远端应距隆突

A. 1~3cm   B. 3~5cm   C. 5~7cm   D. 7~9cm

18. 环甲膜穿刺术后血性分泌物一般在多长时间内消失

A. 数分钟   B. 1~2d   C. 3d   D. 5d

19. 环甲膜切开时，患者采取何种体位

A. 仰卧位   B. 左侧卧位   C. 右侧卧位   D. 俯卧位

20. 环甲膜切开处气管套管放置时间不可超过

A. 12h   B. 24h   C. 48h   D. 72h

三、简答题

1. 简述气管插管完成后，如何确认导管已进入气管？

2. 简述判断喉罩位置是否正确的方法有哪些？

3. 简述预防非计划性拔管的措施有哪些？

4. 简述环甲膜穿刺术的并发症有哪些？

答 案

一、填空题

1. 清除患者口咽部的分泌物；头后仰；托下颌；开口。

2. 2~5。

3. 顺插法；反转法。

4. 门齿；耳垂；下颌角。

5. 22~24cm；年龄÷2+12。

6. 5~10ml。

7. 甲状软骨；环状软骨。

8. 24。

二、单项选择题

1~5 DCACA   6~10 BDDCD   11~15 BBDDB   16~20 CBBAC

三、简答题

1. 确认方法有：①用听诊器听胸部两肺呼吸音是否对称并与插管前听诊情况相对比。若仅在一侧肺闻及呼吸音且能除外另侧肺不张，则提示导管可能在一侧主支气管；②若自导管内吸出痰液，可证明导管在气道内；③监测患者呼气末二氧化碳（$P_{ET}CO_2$）浓度，如插入气管，则可见呼气末呈现二氧化碳方波及测得的 $P_{ET}CO_2$ 浓度；④连接有波形监测的呼吸机，监测流速-时间波形，如有自主呼吸，可监测到典型的呼气波形；⑤对于有自主呼吸的患者，可通过麻醉机气囊的收缩，确认导管插入气管；⑥若在简易呼吸器送气时闻及剑突下气过水声，或监测 $P_{ET}CO_2$ 无波形或<5mmHg，或发现腹部迅速膨胀表明导管位于食管，需将导管拔出重新插入；⑦SpO_2 监测，观察 SpO_2 升高者，表明插管在气管内；⑧胸片，气管插管尖端位于隆突之上 3~5cm，此为判断气管插管位置的金标准。

2. 判断喉罩位置是否正确的方法有：①自主呼吸时：贮气囊有正常的膨缩，胸腔无反常呼吸运动；②加压呼吸时：气道通畅，胸部听诊为清晰呼吸音，无漏气感；③人工呼吸时：气道无阻力，呼气末二氧化碳波形、数据正常；④必要时用纤支镜检查 LMA 位置；⑤若 LMA 插入后，有气道梗阻时应立即拔出，重新插入。

3. 预防非计划性拔管的措施可有：①正确、牢固地固定气管插管，每日检查，并及时更换固定胶布或固定带；②检查气管插管深度，插管远端应距隆突 3~5cm，如过浅，则易脱出；③对烦躁不安或意识不清的患者，用约束带固定手臂，防止患者拔管；④呼吸机管道不宜固定过牢，应有一定的活动范围，以防患者翻身或头部活动时将导管牵出。

4. 环甲膜穿刺术后并发症有：①出血；②食管穿孔；③皮下或纵隔气肿。

附：气管插管流程

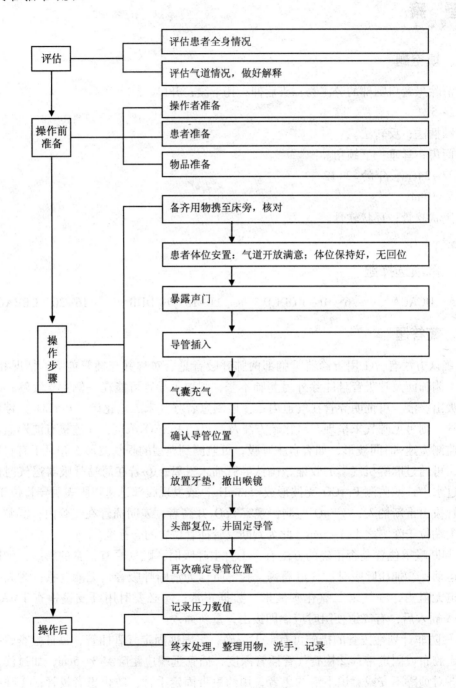

附：成人经口气管插管评分标准

班级＿＿ 学号＿＿ 姓名＿＿＿＿ 成绩＿＿＿＿

项目	分值	操作流程与标准	评分标准				得分
			A	B	C	D	
仪表	5	仪表端庄，个人防护到位	5	4	3	1	
操作前准备	20	洗手，戴口罩，戴手套	2	1	0.5	0	
		患者体位摆放准确（抬颏推额，气道开放满意；体位保持好，无回位）	5	4	3	1	
		去氮给氧：动作准确，面罩位置恰当，无漏气	3	2	1	0	
		备齐用物：选择合适的气管导管；检查气囊是否漏气；充分润滑导管；气管导管塑型满意；喉镜镜片选择得当；检查喉镜灯光良好；关闭灯光备用；准备牙垫；准备胶布；准备听诊器	10	8	6	4	
操作流程	70	喉镜使用得当，手柄握位恰当，镜片深入适中，没有撬门齿的声音，声门暴露充分	15	10	5	1	
		气管导管进入深度适中，模拟人未出现单肺通气	10	6	3	1	
		气管导管准确进入气管，拔出导丝后继续送入气管	10	8	6	4	
		充气气囊压力适中	5	4	3	1	
		听诊双肺尖确认导管位置；正确放置牙垫；撤出喉镜	10	8	6	4	
		复位头颅无摔响；固定导管（胶布长短合适，粘贴牢靠，不可粘住嘴唇）	5	4	3	1	
		再次确定导管位置是否准确	5	4	3	1	
		插管时间（从打开喉镜至插管完毕，第一次有效气囊通气）不超过20s	10	8	6	4	
操作后	5	整理用物并记录	5	4	3	1	

考核日期＿＿＿＿＿ 监考老师＿＿＿＿＿

第二章　气道梗阻急救术

气道梗阻是常见的临床急症之一，患者常因错过最佳抢救时机而导致死亡。易发生气道梗阻的群体主要是低龄儿童和老年人，也有部分成年人因进食过快、进食时说话、酗酒等因素导致气道梗阻。气道梗阻后表现有：

1. 特殊表现　由于异物吸入气管时，患者感到极度不适，常常不由自主地以一手呈"V"字状紧贴于颈前喉部，苦不堪言（图2-1）。

2. 气道不完全阻塞　患者可有剧烈呛咳或咳嗽不止、喘气、呼吸困难、面色、甲床、口唇黏膜可出现青紫发绀。患者张口吸气，可以听到异物冲击性的高啼声。

3. 气道完全阻塞　较大的异物堵住喉部、气管处，患者面色灰暗青紫，不能说话、不能咳嗽、不能呼吸、甚至昏迷倒地、窒息，很快陷入呼吸心跳停止。

如患者出现以上情况，应立即询问"是否被噎住了"，了解患者能否咳嗽和说话。如患者不能说话、咳嗽或呼吸道部分堵塞而气体交换欠佳时，应立即实施Heimlich（哈姆立克）手法予以处理。Heimlich手法，

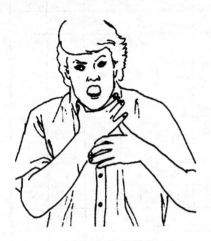

图2-1　特殊表现

是美国Heimlich教授1974年发明的抢救气道梗阻的一种简便、有效的操作手法。

因此，早期确认气道异物对成功处置是十分关键的。对于气道不完全梗阻的患者，应鼓励用力咳嗽至异物咳出；气道完全梗阻的患者，应立即应用Heimlich手法予以处理。

【原理】

利用腹部-膈肌下软组织，被突然的冲击产生向上的压力，压迫两肺下部，从而驱使肺内残留气体形成一股气流，从而将堵住气管、喉部的食物硬块等异物排出。

【操作方法】

1. 自救法　主要用于不完全气道梗阻、神志清楚，且有一定救护知识、技能的成人。

（1）腹部手拳冲击法：当受害者是自己，且孤立无援时，可让患者一手握拳（拇指在外）（图2-2）置于上腹部，相当于脐上远离剑突处，另一手紧握该拳，用力向内、向上做4~6次快速连续冲击，直至异物排出。

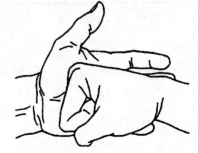

图2-2　握拳方法

（2）上腹部倾压椅背法：患者迅速将上腹部倾压于椅背、桌角、扶手铁杆或其他硬物上，然后迅速做向前倾压腹部的动作，直至异物排出（图2-3）。

2. **互救法** 适用于气道梗阻不完全或完全的患者。包括腹部冲击法和胸部冲击法。腹部冲击法又包括立位腹部冲击法和仰卧式腹部冲击法，前者适用于意识清醒者，后者适用于意识不清、不能站立配合者。施救同时启动EMS系统。

（1）立位腹部冲击法（图2-4）

1）患者取立位或坐位，施救者站在患者身后，用双手臂环绕患者腰部。

2）一手握拳，将拳头的拇指一侧放置于患者剑突下和脐上的腹部（脐上方2横指处）。

3）另一手紧握该拳，快速向内、向上冲击腹部6~8次，直至异物排出。

（2）仰卧式腹部冲击法

1）患者取仰卧位，头后仰，开放气道。

2）施救者双膝骑跨在患者的髋部。

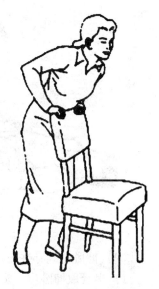

图2-3 上腹部倾压椅背法

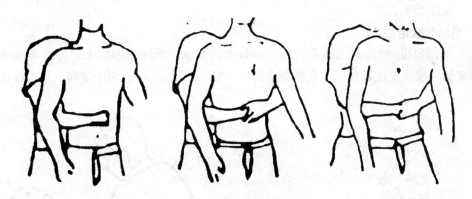

图2-4 立位腹部冲击法

3）一只手的掌跟置于患者剑突下与脐上的腹部（脐上方2横指处），另一手交叉重叠之上。

4）借助身体的重量，向上快速冲击腹部6~8次，重复操作（图2-5）。

5）检查口腔，用手将异物取出（图2-6）。若患者呼吸心跳停止，立即CPR。

（3）立位胸部冲击法：适用于不宜采用腹部冲击法的患者，如妊娠后期或肥胖者等。

1）施救者立于患者背后，两臂从患者腋下环绕至其胸前。

2）一手握拳，拇指侧置于患者胸骨中部，注意避开肋骨缘与剑突。

3）另一手紧握该拳向内、向上冲击4~6次。重复，直至异物排出（图2-7）。

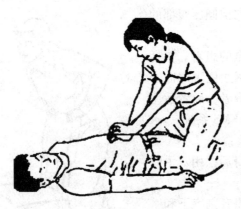

图 2-5　仰卧式腹部冲击法

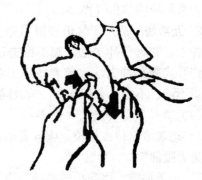

图 2-6　手取异物法

（4）仰卧位胸部冲击法：用于意识不清的患者。

1）患者取仰卧位，头后仰，开放气道。

2）施救者双膝骑跨在患者的髋部。

3）胸部冲击法手的定位与胸外心脏按压部位相同。

4）两手掌跟重叠，快速冲击 4~6 次。重复，直至异物排出（图 2-8）。若患者呼吸心跳停止，立即 CPR。

3. 婴幼儿救治法

（1）胸部手指冲击法：患儿取平卧、面向上，躺在硬板床或地面上，施救者立于一侧或立于足侧，或取坐位（患儿骑在施救者的两大腿上，面朝前）。用中指和示指，放在患儿

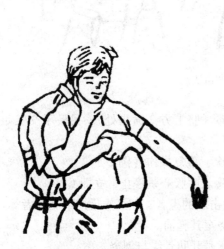

图 2-7　立位胸部冲击法

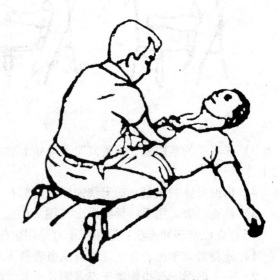

图 2-8　仰卧位胸部冲击法

胸廓下和脐上的腹部（两乳头连线下一横指处），快速向上冲击压迫4~6次，检查口腔，迅速采取手取异物法处理（图2-9）。

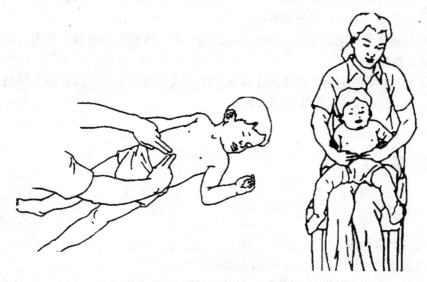

图 2-9　婴幼儿胸部手指冲击法

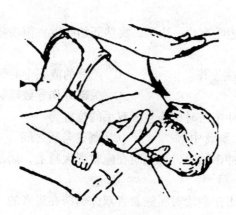

图 2-10　婴幼儿倒提拍背法

（2）婴幼儿倒提拍背法：患儿骑跨并俯卧于施救者的上臂，头低于躯干，并将上肢放在施救者大腿上。施救者一手握住患儿下颌以固定头部，并使患儿头部轻度后仰，打开气道，另一手的掌跟部用力拍击患儿两肩胛骨之间的背部4~6次，直至异物排出（图2-10）。

（3）意识丧失的患儿：按心脏骤停BLS救治流程进行施救，但每次给予人工呼吸前，需检查口腔，看有无可见异物，直至异物排出。

【注意事项】

1. 尽早尽快识别气道异物梗阻的表现，迅速作出判断。

2. 实施腹部冲击，定位要准确，不要将手放在胸骨的剑突下或肋缘下。

3. 腹部冲击要注意胃反流导致误吸。

4. 预防气道异物梗阻的发生，如将食物切成小条，缓慢完全咀嚼，儿童口含食物时不要跑、跳或玩耍等。

5. 气道异物梗阻的救治方法适用于医务工作者或经过红十字会救护技术培训，具有救护技能的救护人员在现场对伤病员的救护。

练 习 题

一、填空题

1. 腹部冲击法包括：_____和_____。

2. 对气道不完全梗阻的患者采取的急救措施为：_____。

3. 实施婴幼儿倒提拍背法施救时，患儿骑跨并俯卧于施救者的_____，头低于躯干，并将上肢放在施救者_____上。施救者一手握住患儿_____固定头部。

4. 实施腹部冲击，定位要准确，不要将手放在_____。

二、单项选择题

1. 一个 3 岁的小孩一边吃东西一边玩，突然开始咳嗽，很快咳嗽变得无力，皮肤发绀，最可能的原因是

　　A. 气道受刺激引起哮喘发作　　　　　B. 严重的或完全的气道阻塞导致气流受限

　　C. 咽喉炎　　　　　　　　　　　　　D. 头部外伤导致癫痫发作

2. 对患者行立位胸部冲击法时，施救者双手的位置为

　　A. 剑突下　　　　B. 胸骨中部　　　　C. 剑突与脐之间　　　D. 脐部

3. 对患儿行胸部手指冲击法时，患儿骑在施救者大腿上，面部朝向为

　　A. 前　　　　　　B. 后　　　　　　　C. 左　　　　　　　　D. 右

4. 采取仰卧式腹部冲击法救治时，施救者双膝骑跨在患者的

　　A. 腹部　　　　　B. 腰部　　　　　　C. 髋部　　　　　　　D. 膝部

5. 对妊娠晚期的气道梗阻患者实施哈姆立克急救法的方式为

　　A. 立位腹部冲击法　　　　　　　　　B. 仰卧式腹部冲击法

　　C. 立位胸部冲击法　　　　　　　　　D. 上腹部倾压椅背法

6. 对婴幼儿实施拍背施救时，施救者的掌跟应置于患儿的

　　A. 两肩胛骨之间　　B. 后颈部　　　　C. 肩胛下区　　　　　D. 腰部

三、简答题

简述气道梗阻的表现有哪些?

答　案

一、填空题

1. 立位腹部冲击法；仰卧式腹部冲击法。
2. 鼓励用力咳嗽至异物咳出。
3. 上臂；大腿；下颌。
4. 胸骨的剑突下或肋缘下。

二、单项选择题

1~6　BBACCA

三、简答题

气道梗阻的表现有：①特殊表现：由于异物吸入气管时，患者感到极度不适，常常不由自主地以一手呈"V"字状紧贴于颈前喉部，苦不堪言。②气道不完全阻塞：患者可有剧烈呛咳或咳嗽不止、喘气、呼吸困难、面色、甲床、口唇黏膜可出现青紫发绀。患者张开吸气，可以听到异物冲击性的高啼声。③气道完全阻塞：较大的异物堵住喉部、气管处，患者面色灰暗青紫，不能说话、不能咳嗽、不能呼吸、甚至昏迷倒地、窒息，很快陷入呼吸心跳停止。

附：气道梗阻救护流程

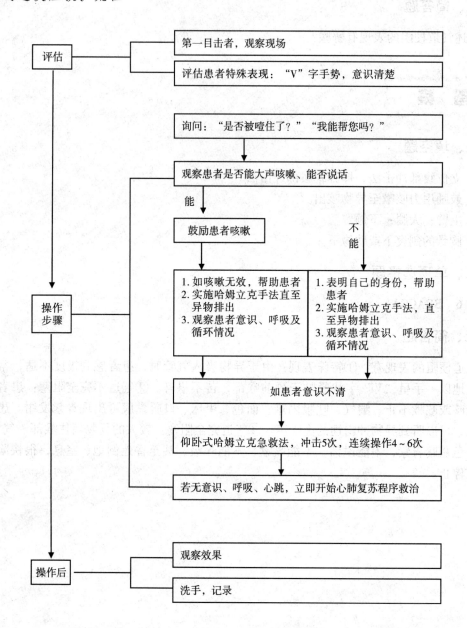

附：婴儿气道异物梗塞救治图解

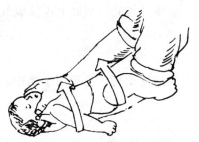

1. 将婴儿翻转为俯卧位

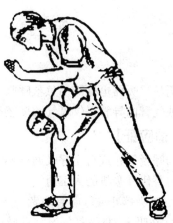

2. 头部低于躯干，背部叩击4次

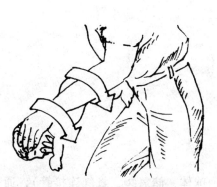

3. 将婴儿翻转为仰卧位

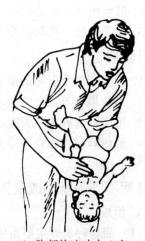

4. 胸部快速冲击4次

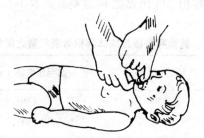

5. 如异物已排出用小指将异物钩出

第三章　简易呼吸器辅助通气

简易呼吸器也称简易急救呼吸气囊，可在保证高流量新鲜气流的基础上连接氧气通过面罩或气管内导管提供氧气浓度较高的气体。

【适应证】

为呼吸停止或自主呼吸通气不足的患者提供正压人工通气支持，主要用于途中、现场或临时替代呼吸机的人工通气。

1. 呼吸停止或呼吸衰竭者。
2. 在吸入100%氧气时，动脉血氧分压仍达不到50~60mmHg者。
3. 严重缺氧和二氧化碳潴留引起意识、循环障碍者。
4. 呼吸机使用前或撤机时。
5. 吸痰操作（膨肺吸痰）。

【禁忌证】

1. 未经减压及引流的张力性气胸、纵隔气肿。
2. 出血量中等以上的活动性咯血者。
3. 重度肺囊肿或肺大疱者。
4. 低血容量性休克未补充血容量之前。
5. 心肌梗死。

【简易呼吸器组成及工作原理】

1. 组成

（1）简易呼吸器主要由四大部分构成（面罩、球体、储氧袋、氧气连接管），通过六个阀门（单向阀/鸭嘴阀、压力安全阀、呼气阀、进气阀、储氧安全阀、储气阀）来进行工作。结构见图3-1。

（2）简易呼吸器其球体容积与吐出量之间的关系见表3-1。

表 3-1　简易呼吸器其球体容积与通气量之间的关系

球体容积（ml）	单手压缩量（ml）	双手压缩量（ml）	球体体积（cm³）
成人1600	950	1350	24×13×13
成人1500	900	1300	23×13×13
儿童550	350		16×9×9
婴儿280	100		15×7×7

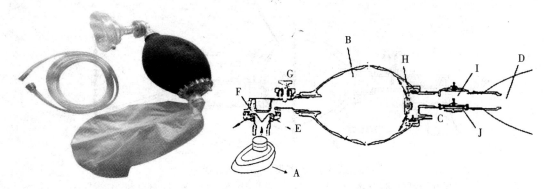

图 3-1　简易呼吸器构成

　　A. 面罩；B. 球囊；C. 吸氧管；D. 储氧袋；E. 呼气阀；F. 鸭嘴阀；G. 压力安全阀；H. 进气阀；I. 储氧阀；J. 储气安全阀

2. 工作原理

（1）吸气过程：挤压球体时产生正压，将进气阀关闭，正压气体推动并打开鸭嘴阀，堵住呼气阀，球体内正压气体即由鸭嘴阀中心切口送向患者。如与氧气连接，则氧气随球体复原时产生的负压吸引作用暂存于球体内，在挤压球体时直接进入患者体内（图 3-2）。

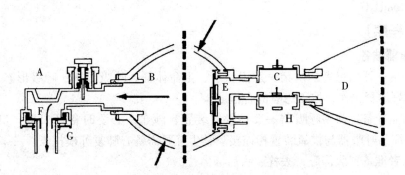

图 3-2　简易呼吸器吸气过程

　　A. 压力安全阀；B. 球囊；C. 储气阀；D. 储氧袋；E. 进气阀；F. 呼气阀；G. 单向阀/鸭嘴阀；H. 储气安全阀

（2）吐气过程

1）松开被挤压的球体，鸭嘴阀即刻向上推，并处于闭合状态，以使患者吐出的气体由呼气阀口放出。

2）同时，球体松开所产生的负压会将进气阀打开，储氧袋内氧气送入球体，直到球体恢复原状（图 3-3）。

（3）储气安全阀工作原理

1）若氧流量不足，则负压使空气进气阀开放，空气充入呼吸器内。

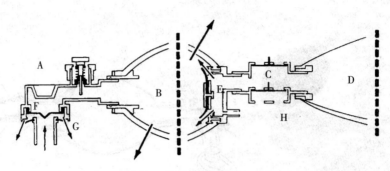

图 3-3　简易呼吸器吐气过程

A. 压力安全阀；B. 球囊；C. 储气阀；D. 储氧袋；E. 进气阀；F. 呼气阀；G. 单向阀/鸭嘴阀；H. 储气安全阀

2）球体复原后多余的氧气储存于储氧袋中，为避免过高的氧气流量及过低挤压次数而造成球体及储氧袋中压力过高，当球体和储氧袋中压力达到一定程度后，空气进气阀关闭，储氧安全阀开放，可将多余气体排出简易呼吸器。

（4）压力安全阀：压力安全阀是为避免捏球体时，过高的压力导致气压伤。当球体内压力高于安全阀压力时，压力安全阀开放，将多余的气体排出，而不会强制压入肺内。

压力安全阀装置，自动提供调节肺部的压力，使其维持在成人：（60±10）cmH_2O；儿童（40±5）cmH_2O。

【操作程序】

1. 操作前准备

（1）评估：评估患者的病情、意识状态、生命体征、呼吸频率、呼吸形态、血气分析值等，并做好解释工作，取得患者的合作。

（2）物品准备：简易呼吸器一套、供氧装置、纱布，必要时备开口器、口咽通气道、手套，并将简易呼吸器与供氧装置相连接。学生练习需备心肺复苏模拟人。

（3）患者准备：取仰卧、去枕、头后仰体位。

2. 操作步骤

（1）简易呼吸器检测

1）球体测试：取下单向阀和储气袋，挤压球体后将手松开，球体应很快地自动弹回原状。将出气口用手堵住，挤压球体时，球体不易被压瘪。如果挤压中球体压力逐渐下降，应检查进气阀是否组装正确。

2）单向阀测试：将单向阀接上呼吸器球体，在患者接头处以连接管接上呼吸袋，压下球体时鸭嘴会张开，并将气体推出，使呼吸袋饱满。如无法将呼吸袋充气充满，应检查鸭嘴等各阀门、单向阀出气是否正常。

3）压力安全阀测试：成人的压力为 $60cmH_2O$ 或无压力阀，儿童为 $40cmH_2O$。将呼吸器患者接头部接上 0～100cmH_2O 压力表，以正常速度压下球体，压力表应显示：成人（60±10）cmH_2O，儿童（40±5）cmH_2O。

　　4）储气阀和储氧袋测试：将储氧袋、储气阀连接，装上简易呼吸器球体进气端将气体由导入口导入，储氧袋应鼓起，多余的气体应自储氧袋溢出。挤压呼吸器球体，鼓起的储氧袋会将气体导入球体，鼓起部分会凹陷，如外接的气体进入时，储氧袋会再度鼓起。

　　5）储气安全阀测试：将储氧阀和储氧袋连接好，氧气导管连接氧源，使储氧袋膨胀，将接头堵住，压缩储氧袋气体自储氧安全阀流出。如未能感觉到气流，请检查安装是否正确。

　　（2）开放气道

　　1）患者去枕仰卧，头后仰，松解患者衣领、腰带。

　　2）清除口腔与喉部气道分泌物、取出义齿等。

　　3）使患者的嘴张开，必要时插入口咽通气道，防止舌咬伤和舌后坠。

　　4）施救者位于患者头部的后方，提拉患者下颌部并使患者头后仰以开放气道（图3-4）。

　　（3）单人操作法

　　1）施救者位于患者头部的后方，提拉患者下颌部并使患者头后仰以开放气道。

　　2）选择合适的面罩罩住患者口鼻，用一手拇指和示指呈"C"形按压面罩，使通气面

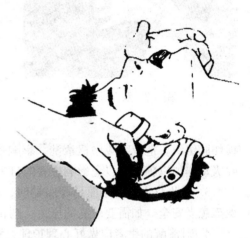

图3-4　开放气道

罩和患者的皮肤紧密接触，中指和无名指放在下颌下缘，小指放在下颌角后面（不压迫软组织），呈"E"形（即EC手法），保持面罩的适度密封，用另一只手均匀地挤压简易呼吸器球体。送气时间为1s以上，待球囊重新膨胀后再开始下一次挤压，按压与放松时间为1∶（1.5~2），慢性阻塞性肺疾病、呼吸窘迫综合征的患者，按压与放松时间比为1∶（2~3）。通气频率为成人：10~12次/分，小孩：14~20次/分（图3-5、图3-6）。

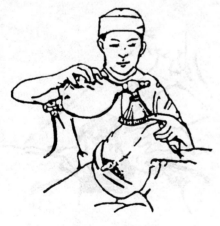

图3-5　EC手法

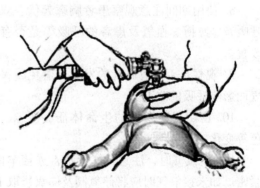

图3-6　小儿单人操作法

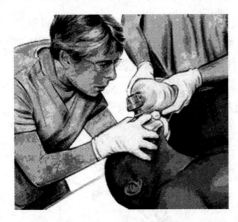

图 3-7　双人操作法

（4）双人操作法

1）由一个操作者用双手"EC"法固定或按压面罩。

2）提拉患者下颌部，头充分后仰以畅通气道，保持面罩的适度密闭性。

3）由另一操作者挤压球囊（图 3-7）。

【注意事项】

1. 为防止肺过度膨胀、胃胀气或气压伤等并发症，应选择适宜的球囊型号。成人通气以 400~600ml 的潮气量（8~12ml/kg）为宜。

2. 挤压呼吸球囊时，压力不可过大，挤压球囊的 1/3 ~ 2/3 为宜，亦不可时快时慢，以免损伤肺组织，造成呼吸中枢紊乱，影响呼吸功能恢复。当患者有自主呼吸时，应随患者的呼吸动作加以辅助，以免影响患者的自主呼吸。

3. 婴儿及小孩使用简易呼吸器时，应打开安全阀装置，可自动调整以防止压力过大，保障患者安全。如需要较高的压力，则将安全阀关闭，使安全阀暂时失效。

4. 对清醒的患者应做好心理护理，解释应用简易呼吸器的目的和意义，缓解患者的紧张情绪，并边挤压球囊边指导患者配合"吸…""呼…"。

5. 无氧源时，应取下储氧袋及氧气连接管。有氧源时，连接好储氧袋并调节氧流量>10L/min。储氧袋的作用是提高氧浓度，可使氧浓度达 99%；无氧源时，氧浓度为 21%。

6. 随时观察应用效果

1）观察患者胸部呼吸动度（是否随着挤压简易呼吸器动作而起伏）（图 3-8）。

2）经由面罩透明部分观察患者嘴唇与面部颜色的变化。

3）经由简易呼吸器透明盖，观察单向阀是否适当运用。

4）呼气时，观察面罩内是否有雾气。

7. 保持气道通畅，及时清理呼吸道内分泌物。

8. 使用期间注意观察患者胸廓起伏、双肺呼吸音、脉搏、血氧及患者的呼吸等是否有所改善。

9. 观察是否有胃胀气的发生，避免因胃胀气而影响呼吸的改善。

10. 密切观察患者的生命体征、神志、面色等变化。

11. 接氧气时，注意氧气管是否连接牢固、紧密。如未接氧气时应将储氧阀及储氧袋取下。

12. 如果操作中单向阀受到呕吐物、血液

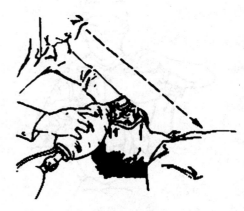

图 3-8　挤压球囊

等污染，用力挤压球体数次，将污物排出，将单向阀卸下用水清洗。

13. 简易呼吸器的清洁与消毒　在第一次使用新球、不同对象使用时或同一患者使用超过48h，需对简易呼吸器进行消毒。消毒时，将简易呼吸器各配件依顺序拆开，置入2%戊二醛碱性溶液中浸泡4~8h，取出后用清水冲洗所有配件，去除残留的消毒剂。特殊感染患者，可使用环氧乙烷熏蒸，消毒后的部件应完全干燥后检查是否有损坏，将各部件依顺序组装好并做好测试工作以备用。储氧袋只需擦拭消毒即可，禁用消毒剂浸泡，以免损坏。

练习题

一、填空题

1. 简易呼吸器主要由四大部分构成，分别为：_____、_____、_____、_____。

2. 简易呼吸器的六个阀门分别为：_____、_____、_____、_____、_____、_____。

3. 简易呼吸器各配件进行消毒时，置入2%戊二醛碱性溶液中浸泡_____小时。

4. 压力安全阀装置，其压力维持在成人：_____；儿童_____。

二、单项选择题

1. 简易呼吸器的连接组件不包括下列哪项
A. 面罩　　　　　B. 单向阀　　　　　C. 通气阀　　　　　D. 氧气储气袋

2. 挤压呼吸球囊时，压力不可过大，挤压球囊的（　）为宜，以免损伤肺组织
A. 1/3~2/3　　　B. 1/3~1/2　　　C. 1/3~3/4　　　D. 1/2~3/4

3. 简易呼吸器连接氧气时，将氧流量调节至
A. 4~5L/min　　B. 4~6L/min　　C. 6~8L/min　　D. 10~12L/min

4. 使用简易呼吸器时，成人按压与放松时间比为
A. 1:1.5　　　B. 1:3　　　　C. 1.5:2　　　D. 2:3

5. 简易呼吸器每次送气量为
A. 400~600ml　B. 300~500ml　C. 300~600ml　D. 500~800ml

6. 关于简易呼吸器的清洁，下列哪项说法正确
A. 将简易呼吸器顺序拆开，所有部件均可拆卸，直接冲洗
B. 任何清洁剂均可使用
C. 简易呼吸器的所有配件均可使用戊二醛消毒
D. 简易呼吸器的所有配件不可使用环氧乙烷消毒

7. 简易呼吸器消毒的时机，除外下列哪项
A. 第一次使用新球时　　　　　　B. 同一患者使用超过24h
C. 同一患者使用超过48h　　　　 D. 不同患者使用时

8. 用面罩给小孩做救生呼吸，你如何确定每次救生呼吸是恰当的

A. 先称小孩体重，然后计算潮气量，再给予通气

B. 每次救生呼吸时，看到胸廓起伏

C. 选择合适尺寸的面罩

D. 给予尽可能快地呼吸次数

9. 简易呼吸器组成部件中，哪个不能浸入消毒剂中

A. 面罩   B. 球体   C. 储氧袋   D. 氧气连接管

10. 简易呼吸器使用中，成人的潮气量为

A. $6\sim8ml/kg$ B. $8\sim12ml/kg$ C. $6\sim10ml/kg$ D. $10\sim12ml/kg$

三、简答题

1. 简述"EC"手法的具体做法。

2. 简述简易呼吸器吸气时的工作原理。

3. 简述使用简易呼吸器时，抢救者判断患者是否处于正常换气的方法有哪些?

答 案

一、填空题

1. 面罩；球体；储氧袋；氧气连接管。

2. 单向阀/鸭嘴阀；压力安全阀；呼气阀；进气阀；储氧安全阀；储气阀。

3. $4\sim8h$。

4. (60 ± 10) cmH_2O；(40 ± 5) cmH_2O。

二、单项选择题

1~5   CADAA   6~10   CBBCB

三、简答题

1. EC 手法：即用一手拇指和示指呈"C"形按压面罩，使通气面罩和患者的皮肤紧密接触，中指和无名指放在下颌下缘，小指放在下颌角后面（不压迫软组织），呈"E"形。

2. 简易呼吸器吸气时的工作原理为：挤压球体时产生正压，将进气阀关闭，正压气体推动并打开鸭嘴阀，堵住呼气阀，球体内正压气体即由鸭嘴阀中心切口送向患者。如与氧气连接，则氧气随球体复原时产生的负压吸引作用暂存于球体内，在挤压球体时直接进入患者体内。

3. 判断方法：①观察患者胸部呼吸动度（是否随着挤压简易呼吸器动作而起伏）；②经由面罩透明部分观察患者嘴唇与面部颜色的变化；③经由简易呼吸器透明盖，观察单向阀是否适当运用；④呼气时，观察面罩内是否有雾气。

附：简易呼吸器操作流程

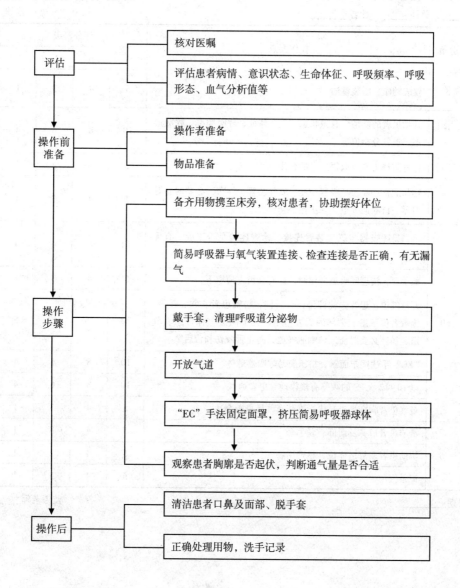

评估
- 核对医嘱
- 评估患者病情、意识状态、生命体征、呼吸频率、呼吸形态、血气分析值等

操作前准备
- 操作者准备
- 物品准备

操作步骤
- 备齐用物携至床旁，核对患者，协助摆好体位
- 简易呼吸器与氧气装置连接、检查连接是否正确，有无漏气
- 戴手套，清理呼吸道分泌物
- 开放气道
- "EC"手法固定面罩，挤压简易呼吸器球体
- 观察患者胸廓是否起伏，判断通气量是否合适

操作后
- 清洁患者口鼻及面部、脱手套
- 正确处理用物，洗手记录

附：简易呼吸器操作评分标准

班级＿＿＿ 学号＿＿＿ 姓名＿＿＿＿＿＿＿＿   成绩＿＿＿＿＿＿＿

项目	分值	操作要点	评分等级 A	B	C	D	得分
仪表	5	仪表端庄，服装整洁	5	4	3	1	
操作前准备	20	评估患者的病情、意识状态、生命体征、呼吸频率、呼吸形态、血气分析值等	10	8	6	4	
		做好解释工作，取得患者的合作	5	4	3	1	
		物品准备：简易呼吸器一套、氧气装置、纱布、必要时备开口器、口咽通气道、一次性手套	5	4	3	1	
操作步骤	60	将简易呼吸器与氧气装置连接、检查连接是否正确，有无漏气	10	8	6	4	
		戴手套，清理呼吸道分泌物，如有义齿，应取下	5	4	3	1	
		开放气道：患者去枕仰卧，头后仰，松解患者衣领、腰带。施救者位于患者头部的后方，用"托下颌法"保持患者气道通畅。必要时插入口咽通气道，防止舌咬伤和舌后坠	20	15	10	5	
		"EC"手法固定面罩，挤压简易呼吸器球体	10	8	6	4	
		以 10~12 次/分的频率有规律地对患者通气	10	8	6	4	
		观察患者胸廓是否起伏，判断通气量是否合适	5	4	3	1	
操作后	15	清洁患者口鼻及面部、脱手套	5	4	3	1	
		协助患者取舒适体位，整理用物	5	4	3	1	
		记录	5	4	3	1	

考核日期＿＿＿＿＿＿＿＿   监考老师＿＿＿＿＿＿＿＿

第四章　心肺脑复苏和高级心血管生命支持

心肺脑复苏（cardio-pulmonary-cerebral resuscitation，CPCR）是抢救心脏呼吸骤停及保护恢复大脑功能的复苏技术，主要用于复苏后能维持较好的心、肺、脑功能及较长时间生存的患者。CPCR 包括三个主要环节，即心、肺、脑复苏。国际标准完整的 CPCR 包括基础生命支持（basic life support，BLS）、高级心血管生命支持（advanced cardiovascular life support，ACLS）和延续生命支持（prolonged life support，PLS）三部分。

具体步骤分别为 A（airway）开放气道或保持气道通畅，B（breathe or breathing）人工呼吸，C（circulate or circulation）胸外心脏按压，D（drugs or definite therapies）药物或病因治疗，E（electorcardiagram）心电监护，F（fibrillation treatment）心室颤动治疗，G（guage）评估，H（human mentation）脑复苏，I（intensive care unit）重症监护。

【心脏骤停】

心脏骤停是指人的心脏在正常或无重大病变的情况下，受到严重打击，致使心脏突然停搏，有效的射血功能丧失，大动脉搏动与心音消失，重要器官严重缺血、缺氧，导致生命终止。

心脏骤停的临床表现为：心跳停止 4s 以上可出现黑蒙；10~20s 以上者可出现晕厥及抽搐（阿斯综合征）；20~30s 后呼吸停止；1~2min 瞳孔固定；4~6min 后可造成中枢神经系统不可逆损害。

引起心脏骤停的四种常见心律失常为：心室颤动（ventricular fibrillation，VF）、无脉性室性心动过速（pulseless ventricular tachycardia，PVT 或 VT）、无脉性电活动（pulseless electrical activity，PEA）、心脏停搏（asystole）。

导致心脏骤停的主要原因包括心源性和非心源性因素，常见的原因可归结为"5T"、"5H"（附表 1）。

5T：中毒（药物过量）（toxins）、张力性气胸（tension pneumothorax）、心脏压塞（tamponade cardiac）、心肌梗死（myocardial infarction）、肺栓塞（pulmonary thrombosis）。

6H：低氧血症（hypoxia）、氢离子中毒（酸中毒）（hydrogen ions）、高钾或低钾（hyperkalemia/hypokalemia）、低血容量（hypovolemia）、低体温（hypothermia）。

【复苏的原则】

心肺脑复苏的主要原则为：加强生存链各环节的连接（图 4-1）。

1. 立即识别心脏骤停并启动急救系统。
2. 着重胸外按压的早期 CPCR。
3. 快速除颤。

4. 有效的高级生命支持。

5. 综合的心脏骤停后治疗。

图 4-1 生存链

生存链的各环节是：立即识别和启动，早期 CPCR，迅速除颤，有效的高级生命支持和综合的心脏骤停后治疗。

第一节 基础生命支持

又称初步生命急救或现场急救，是心脏骤停后挽救生命的基础，是复苏的关键。BLS 的基础包括突然心脏骤停的识别、启动紧急反应系统、早期心肺脑复苏（CPCR）、迅速使用自动体外除颤仪（automatic external defibrillator，AED）除颤。其目的是在尽可能短的时间内进行有效的人工循环和人工呼吸，为心脑提供最大限度的血流灌注和氧供。

【识别和启动紧急反应系统】

1. **确定周围环境安全** 发现患者倒地，确认现场是否安全，以免影响救治和造成人员的再次伤害。

2. **判断患者意识反应** 轻拍或摇动患者双肩，并大声呼唤"喂，你怎么了？"，注意做到轻拍重呼，如患者无反应即可判断为意识丧失。若为婴幼儿，可通过掐捏四肢或足跟的疼痛刺激来观察有无意识。同时检查患者呼吸情况，观察胸廓是否有起伏（时间为 5s），如无呼吸或非正常呼吸，即仅有喘息，立即启动紧急反应系统。判断意识要求准确迅速，应在 10s 以内完成。

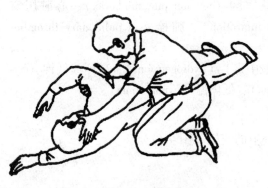

图 4-2 翻转为复苏体位

3. **启动紧急反应系统和准备 AED** 如患者无反应、无呼吸或为非正常呼吸，应立即启动紧急反应系统，并获取 AED。在院外拨打"120"，院内则应呼叫其他医护人员。置患者于复苏体位，即仰卧位，头、颈部应与躯干保持在同一轴面上，双上肢自然放在躯干两侧，松解衣扣，充分暴露。如患者处于俯卧位，应先将其转为复苏体位（图 4-2），具体方法为：

（1）施救者位于患者一侧。

（2）将患者的双上肢向头部方向上伸直。

（3）将患者远离施救者一侧的小腿放在另一侧腿上，两腿交叉。

（4）施救者一只手托住患者的后头颈部，另一只手插入远离施救者一侧患者的腋下。

（5）将患者整体翻转向施救者侧。

（6）患者翻为仰卧位，再将患者上肢自然置于躯干两侧。

4. 判断脉搏 右手示指及中指并拢，沿患者气管纵向滑行至喉结处，旁开 2~3cm，在气管旁软组织深处与胸锁乳突肌前缘的沟内，轻轻触摸颈动脉搏动。儿童可检查其股动脉，婴儿可检查其肱动脉或股动脉。时间不要超过 10s（一般用时 7s），如该时限内无法明确是否检查到脉搏，即可开始胸外按压。对非医护人员而言，如患者无意识、无呼吸，即可假定为心脏骤停，立即行胸外按压。

【早期 CPCR】

1. 胸外按压 胸外按压是指在胸骨中下部进行的有力并有节奏的按压，是重建循环的重要方法。正确、有效地胸外按压可使心排血量约达到正常时的 1/4 ~ 1/3，脑血流量可达到正常时的 30%，从而保证机体最低限度的需要。按压前必须确定无动脉搏动。

（1）按压部位：按压部位可简单定位为：将一手的手掌根部放在胸骨体的中下 1/3 交界处，另一手叠于其上。常用以下的定位方法。

1）施救者用离患者最近手的示指、中指，置于近施救者一侧患者的肋弓下缘。

2）手指沿肋弓下缘上行到达肋骨与胸骨交界处之切迹。

3）中指置于切迹上，示指在其旁，放在胸骨下端。

4）将另一手的手掌根部放在胸骨下半部，挨着切迹上方的示指，施救者手掌根长轴置于胸骨之长轴上。

5）第一只手离开切迹，放在另一手上重叠。手指交叉并翘起。

儿童 CPCR 时的按压部位，则按小儿不同年龄和体格分别用示指和中指并拢下压或在单手或双手掌根部按压婴儿两乳头连线中点下方，小儿按压胸骨中下 1/3 处。

（2）按压频率和幅度：按压频率为每分钟至少 100 次。按压幅度，成人胸骨下沉至少 5cm；儿童和婴儿的按压幅度为胸廓厚度（胸廓前后径）至少 1/3，即儿童大约为 5cm，婴儿大约为 4cm。

（3）按压姿势：施救者站立或跪在患者身体的任何一侧，手的位置准确。两肘关节不动，两臂伸直，双肩位于双手正上方，肘关节不得弯曲，肩、肘、腕关节成一垂直轴面。以髋关节为轴，利用上半身的体重及肩、臂部的力量垂直向下按压胸骨（图 4-3）。

婴儿按压时，单人使用双指按压法，双人使用双手环抱法，拇指置于胸骨下 1/2 处。

2. 开放气道 开放气道保持呼吸道通畅。将患者置于仰卧位，松解衣领及裤带，如患者口内有污物及呕吐物，应予以清除，有义齿者应取出。

（1）抬头举颏法：患者仰卧，施救者一手置于患者前额，手掌用力向后压以使其头后仰，另一手指放在靠近颏部的下颌骨的下方，将颏部向前抬起（图 4-4）。

（2）双手托颌法：患者仰卧，施救者用两手同时将患者左右下颌骨托起，一面使其头后仰，一面将下颌骨牵移。适用于怀疑颈椎损伤的患者（图 4-5）。

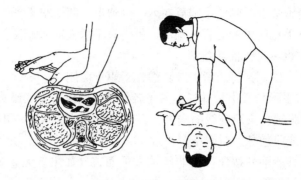

图 4-3　胸外心脏按压

（3）仰头抬颈法：患者仰卧，施救者一手放于患者颈后将颈部上抬另一手置于患者前额，以小鱼际侧下按前额，使患者头后仰颈部抬起。此法禁用于颈部外伤者。

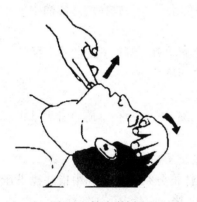

图 4-4　抬头举颌法

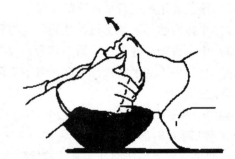

图 4-5　双手托颌法

3. 人工呼吸　人工呼吸的方式有口对口、口对鼻及球囊面罩通气。

（1）口对口人工呼吸：在患者气道通畅的情况下，施救者用放在患者额部手的拇指和示指将鼻孔闭紧，防止吹入的气体从鼻孔漏出，平静吸气后紧贴患者口唇，用嘴唇封住患者的口周，使之完全不漏气，口对口吹气 2 次。当看到患者的胸廓扩张时停止吹气，离开患者的口唇，并松开捏紧患者鼻翼的示指和拇指。

（2）口对鼻人工呼吸：如不能通过患者的口进行通气（如口腔有严重损伤者），或者患者的口腔不能打开，或患者在水里，或口对口很难密闭时，行口对鼻通气。施救者深吸气后以口唇包住患者的鼻孔，用力向其鼻孔内吹气，吹气时用一手提起患者的颏部，使上下唇闭拢，防止气体从口唇部逸出，呼气时松开。

（3）球囊面罩通气：球囊面罩装置可在没有高级气道时产生正压通气。在保持气道通畅的前提下，施救者将面罩扣住患者的口鼻，一手固定面罩（EC 手法）使面罩与患者面部紧密衔接，一手通过挤压气囊的 1/3~2/3 将空气或氧气送入肺中以达到人工通气的目的。

4. **早期除颤**　所谓早期除颤是指院内 3min，院外 5min 进行除颤。获取 AED 后，开机后遵循 AED 提示进行操作，一旦明确为心室颤动，应尽快进行电除颤（如能在意识丧失 3~5min 内立即施行 CPR 及除颤，存活率是最高的）。

前-侧电极位置是合适的默认电极位置，也可根据患者的特征，考虑使用任意三个替代电极片位置（前-后、前-左肩胛以及前-右肩胛）。除颤 1 次后应立即继续 CPCR，CPCR 5 个循环后评估脉搏，如心律未恢复窦性，应重新除颤。

5. **判断有无颈动脉搏动**　CPCR 连续 5 个周期的循环后，或以后每隔 2min 检查生命体征 1 次，每次检查时间不得超过 10s。如未成功则继续行 CPCR，如此反复进行直至自主循环恢复 ROSC 或复苏无效。

6. **昏迷体位**　即侧卧招手位（图 4-6），用于无反应但有明显正常呼吸及有效循环的成年患者，其目的是为了维持通畅的气道并减少气道阻塞及误吸的风险。具体操作方法为：

（1）施救者位于患者一侧。

（2）施救者将靠近自身的患者手臂肘关节屈曲置于头部侧方，另一手臂弯曲置于胸前。

（3）将患者远离施救者一侧的膝关节弯曲。

（4）施救者用一只手扶住患者肩部，另一只手扶住患者的膝部，轻轻将患者翻转为侧卧位。

（5）将患者的手置于面颊上方，防止面部朝下，打开气道。

（6）将患者弯曲的腿置于伸直腿的前方。

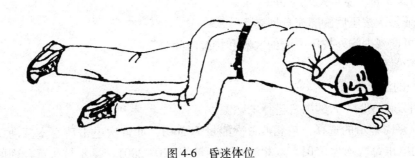

图 4-6　昏迷体位

具体见附表 2 成人及儿童 BLS 流程图。

【注意事项】

1. 在 CPCR 的全过程中，气道始终处于开放状态。当患者口咽部的分泌物或堵塞物较多时，应先予以清除。

2. 每次吹入 500~600ml 的气量，每次通气时间要在 1s 以上，保证有足够的气体进入并使得胸廓抬起。当 2 人 CPR 在建立了高级气道（即气管内插管，双腔通气管或喉面罩气管）后，每 6~8s 进行一次通气，在通气时不需要停止胸外按压。

3. 按压-通气比率为 30 : 2。婴儿及儿童双人 CPR 按压-通气比率为 15 : 2。

4. 吹气速度和压力不宜过大，以防咽部气体压力超过食管开放压造成胃扩张。

5. 胸外按压的注意事项

（1）胸外按压时，施救者双臂绷直，双肩在患者胸骨正上方，垂直向下用力按压，按压时利用上半身体重和肩、臂肌肉力量，频率0~1岁婴儿为120次/分；1岁以上儿童至少100次/分；成人至少100次/分。

（2）胸外按压的次数对能否恢复自主循环以及存活后是否具有良好的神经系统功能非常重要。每分钟的实际胸外按压次数由胸外按压速率以及按压中断的次数和持续时间决定。

（3）按压和放松时间大致相当，放松时手掌不能离开胸壁，胸廓充分回弹。按压过程中，无论进行气道开放、除颤或给药等其他任何操作中断不应超过10s。

（4）胸外心脏按压有效的指标

1）有呻吟或眼球和肢体挣扎活动。

2）可触及大动脉搏动。

3）肱动脉收缩压≥60mmHg；

4）呼吸状态改变或出现自主呼吸。

5）缺氧情况明显改善，面色、口唇、指甲床及皮肤颜色由发绀转为红润。

6）扩大的瞳孔逐渐回缩或出现睫毛反射。

7）有心电监护者，可出现心脏波形改善。

（5）高质量的CPCR包括

1）按压速度至少100次/分。

2）按压幅度，成人胸骨下沉至少5cm；儿童和婴儿的按压幅度为胸廓前后径至少1/3，即儿童大约为5cm，婴儿大约为4cm。

3）保证每次按压后胸廓充分回弹。

4）尽可能减少胸外按压中断的次数和持续时间。

5）避免过度通气。

6. 除颤的注意事项

（1）对发生VT、VF的患者进行电除颤。

（2）除颤时能量的选择：单相波首次能量为360J，如首次电击后心室颤动持续，第二次和以后的电击每次均为360J。双相波首次能量为120~200J。婴儿与儿童合理的除颤能量为2~4J/kg，首剂量为2J/kg，后续电击能量为4J/kg或更高，但不能超过10J/kg或成人剂量。

（3）如果为1~8岁的儿童除颤，施救者应使用儿科型剂量衰减AED，如没有儿科型剂量衰减AED，则使用普通AED。对于婴儿（小于1岁），使用手动除颤器，如没有，则用儿科型剂量衰减AED，如二者都没有，可选择普通AED。

7. 心肺脑复苏终止的指标

（1）临床常用指标：患者已恢复自主呼吸和心跳；确定患者已死亡，心电图示波呈一直线；心肺复苏进行30min以上，检查患者无呼吸、无脉搏和瞳孔无回缩。

（2）判断及注意事项：目前对复苏抢救应何时终止尚无统一的绝对标准。

1）一般经30min抢救并证实心血管系统对充分治疗没有反应时，可由现场负责医师决定是否终止进一步的抢救。

2）被抢救者死亡诊断需要参加复苏的所有医师共同认定。

3）抢救结束后病例应详细记录复苏经过、治疗效果及终止复苏的原因。

8. 心肺复苏有效的指标

（1）恢复自主呼吸。

（2）触及颈动脉搏动。

（3）口唇和面色由发绀转为红润

（4）瞳孔由大变小，对光反射恢复。

（5）意识逐渐恢复。

（6）心电图有所好转。

具体见附表3。

第二节　高级心血管生命支持

高级心血管生命支持（ACLS），是由专业急救人员到达急救现场或到医院内实施，通过借助于器械和设备、先进的复苏技术和药物以取得最佳的复苏效果。ACLS 是在 BLS 的基础上，对未恢复自主循环或 ROSC 的心脏骤停患者，及时建立人工气道，使用人工通气或机械通气，建立输液通路并应用复苏药物的进一步维持和监测心肺功能的对症支持治疗措施。良好的 BLS 是成功进行成人 ACLS 的基础，包括立即识别和启动急救反应系统、早期 CPCR、快速电除颤和药物治疗以进一步提高 ROSC 的可能、高级气道管理和生理参数监测。ROSC 后，综合的心脏骤停后治疗可改善存活率和神经功能预后。

【呼吸道管理】

在气道开放顺畅的情况下，应尽快实施人工供氧。复苏通气时可借助于口咽通气道、鼻咽通气道、声门上气道、食管-气管联合导管、喉罩等作为气管插管的替代。当急救人员对无意识的患者不能用球囊面罩提高充足的通气或患者昏迷、心脏骤停等没有气道保护反射的情况下，应紧急行气管插管。

高级气道建立后，通气者应每 6～8s 给予一次通气（8～10 次/分），不需暂停胸外按压。复苏期间，一旦有可能，应给予 100% 的吸氧浓度。

【机械通气及人工气道管理】

见具体章节。

【药物治疗】

包括肾上腺素、阿托品、血管加压素、胺碘酮、利多卡因等。用药的目的是为了：

1. 激发心脏复跳，增强心肌收缩力，防治心律失常。

2. 增加心肌血液灌注量和脑血流量。

3. 纠正水、电解质及酸碱平衡失调。

4. 降低除颤阈值，为除颤创造条件，并防止心室颤动的发生。

给药途径包括：静脉给药、气管给药以及髓内给药。

【监测复苏的指标】

1. **心电监测**　明确心脏骤停的类型和心律失常的性质。

2. **血压监测**　维持循环稳定，有条件者可行有创血压的监测。当循环难以维持稳定的患者，可通过监测中心静脉压来指导治疗。

3. **二氧化碳波形图进行定量分析**　确认气管插管位置以及根据呼气末二氧化碳值监测心肺脑复苏质量和检测是否恢复自主循环。

【体表起搏】

用于急诊治疗不稳定缓慢型心律失常，既可放置临时起搏器，也可放置永久性起搏器。

【治疗可逆病因】

见附表 1。

【心脏骤停的处理】

心脏骤停可由 4 种心律引起：心室颤动（VF）、无脉性室性心动过速（VT）、无脉性电活动（PEA）和心室停搏（asystole）。若要心脏骤停患者存活，需要 BLS 和系统的 ACLS 以及综合的心脏骤停后治疗。详见成人心脏骤停 ACLS 流程图 1、2；心动过速流程图；心动过缓流程图；ACS 流程图；孕妇心跳骤停处理流程图；脑卒中流程图。

附表 1：心脏骤停的可逆性病因

一般病因	调查	治疗
缺氧 hypoxia	抽血查 ABG	增高氧浓度
氢离子中毒（酸中毒）hydrogen ions	抽血查 ABG	给予 $NaHCO_3$ 增加通气
高钾或低钾 hyperkalemia hypokalemia	抽血查 电解质	高钾：胰岛素+葡萄糖；$NaHCO_3$；钙 低钾：补钾
低血容量 hypovolemia	颈静脉塌陷，或中心静脉压低	补充血容量
低体温 hypothermia	感觉和检查身体体温	给予毛毯加温
中毒（药物过量） toxins	病史 药瓶	给予解毒剂（如果有）
张力性气胸 tension pneumothorax	病史 患侧呼吸音减弱、胸部起伏减弱 静脉怒张 气管移向对侧	大号针头（14 号）穿刺减压，在患侧锁骨中线第 2 肋间下沿穿刺（防止穿刺到血管） 复苏后再插入胸管做胸腔闭式引流（水封瓶）
心脏压塞 tamponade cardiac	病史 静脉怒张 做 CPCR 时无脉搏 床边超声心电图	用大号针头（14 号），在胸骨剑突位置穿刺，针离开皮肤 30°，并针尖指向患者左肩膀，连接一个三通管，并抽吸 最好在 B 超引导下进行
心肌梗死 myocardial infaration	临床症状 心电图心梗改变 检查心肌酶	辅助检查 溶栓药或 PCI
肺栓塞 pulmonary thrombosis	病史（e. g. 深静脉血栓） 心电图右心过劳改变 床边超声心电图	溶栓药

附表 2：患者心脏骤停时你要做什么？

No	步　骤	实　施
1	发现心脏骤停	患者没有反应，无呼吸和脉搏
2	启动急救小组	打电话给接线员通知急救组之医生和护士
3	尽早施行心肺复苏	病室之医生及护士即施行 CPCR： A 先按压 30 次 B 接着持续 30：2 按压、通气，按压通气的人每 2min 互换角色，并监护患者血氧饱和度
4	快速除颤	把除颤仪拿到床边，连接在患者身上，对无脉性室速（VT）、心室颤动（VF）患者给予 200J（双相波）的除颤。维持每 2min 之 CPCR 及除颤
5	继续进行心肺复苏和除颤	在急救组到来前，继续进行心肺复苏和除颤。 并为急救组准备好以下的物品： A 气管插管全套 B 准备物品 肾上腺素 胺碘酮、利多卡因 阿托品 三磷酸腺苷
6	有效的高级生命支持（由急救组施行）	当急救组到来后，向急救组报告情况 协助急救组之医生和护士施行高级生命支持 识别和治疗可逆的原因（Hs & Ts）
7	心脏骤停复苏后的护理	当患者恢复脉搏时： A 检查血压，按需对症治疗 B 检查呼吸，按需持续球囊通气 C 检查：全导联心电图，抽血，CPCR D 护脑（低温疗法） E 请 ICU 会诊

附表 3：2010 年美国心脏协会基础生命支持（BLS）

组成	成人	儿童	婴儿
识别	无反应（所有年龄）		
	没有呼吸或不能正常呼吸（即仅是喘息）	不呼吸或仅仅是喘息	
	没有脉搏，用 5~10s 检查脉搏（仅限医务人员）		
CPCR 顺序	C→A→B		
按压频率	至少 100 次/分		
胸部按压注意事项	允许胸廓完全放松 每 2min 换人按压 无论什么情况下按压中断时间不能超过 10s		
开放气道	抬头举颌法 下颌抬举法（怀疑创伤的患者）		
没有气管导管情况下按压通气比	单人法：30：2 双人法：30：2	单人法：30：2 双人法：15：2	
通气	在施救者未经培训或经过培训但不熟练的情况下，单纯给予胸外按压		
有气管插管情况下按压通气比	按压：持续不间断的以 100 次/分的频率按压 通气：每 6~8s 通气一次（8~10 次/分）		
呼吸频率（如果有脉搏）	10~12 次/分	12~20 次/分	
除颤（双相波）	120~200J	2~4J/kg	

附：成人 BLS 流程图

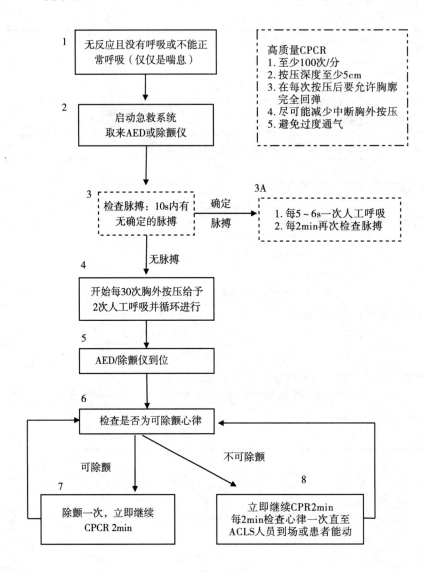

附：儿科 BLS 流程图

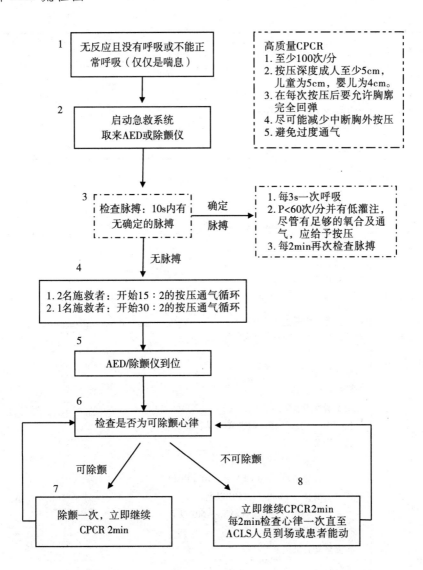

1　无反应且没有呼吸或不能正常呼吸（仅仅是喘息）

高质量CPCR
1. 至少100次/分
2. 按压深度成人至少5cm，
　 儿童为5cm，婴儿为4cm。
3. 在每次按压后要允许胸廓
　 完全回弹
4. 尽可能减少中断胸外按压
5. 避免过度通气

2　启动急救系统
　　取来AED或除颤仪

3　检查脉搏：10s内有无确定的脉搏

确定脉搏

1. 每3s一次呼吸
2. P<60次/分并有低灌注，
　 尽管有足够的氧合及通
　 气，应给予按压
3. 每2min再次检查脉搏

无脉搏

4　1. 2名施救者：开始15∶2的按压通气循环
　　2. 1名施救者：开始30∶2的按压通气循环

5　AED/除颤仪到位

6　检查是否为可除颤心律

可除颤

不可除颤

7　除颤一次，立即继续
　　CPCR 2min

8　立即继续CPCR2min
　　每2min检查心律一次直至
　　ACLS人员到场或患者能动

附表 4：2010 年美国心脏病协会高级生命支持（ACLS）

心律失常	治 疗
无脉性室速（VT） 或心室颤动（VF）	高质量 CPCR 尽早除颤 肾上腺素 1mg q3～5min 胺碘酮 300～150mg 或利多卡因 识别和治疗可逆性病因
无脉心电活动（PEA） 或心脏骤停（asystole）	高质量 CPCR 肾上腺素 1mg q3～5min 识别和治疗可逆性病因 所有的努力已经尝试后可终止 CPCR
心动过缓（低血压）	开放静脉-氧气-监护 确定低血压 阿托品 0.5mg iv，可给 6 次 经皮起搏（速率：70 次/分；电压：40mA 以上） 多巴胺或肾上腺素输注：2μg/min 以上开始
心动过速（低血压）	开放静脉-氧气-监护 确定低血压 电复律 　给患者连接 ECG 　给予清醒患者镇静 　按"Sych 同步"键，观察 R 波是否被锁定 　选择能量 　　　房颤（AF）：120J 以上 　　　有脉室速（pulsed VT）：100J 以上 　　　房扑（a flutter）：50J 以上 　　　室上性心动过速（SVT）：50J 以上 　按住键直到放电为止 　按需重复心脏电复律
心动过速	开放静脉-氧气-监护 血压正常 做全导联 ECG 确定何种心动过速 A 房颤 　i β受体阻断剂（e. g. 米托洛尔 5mg）；或钙离子通道阻断剂（e. g. 地尔硫䓬 15mg） 　ii 胺碘酮 150mg B 室上性心动过速：颈动脉窦按摩/三磷酸腺苷 10mg C 有脉性室速：胺碘酮 150mg

附：成人心脏骤停 ACLS 流程

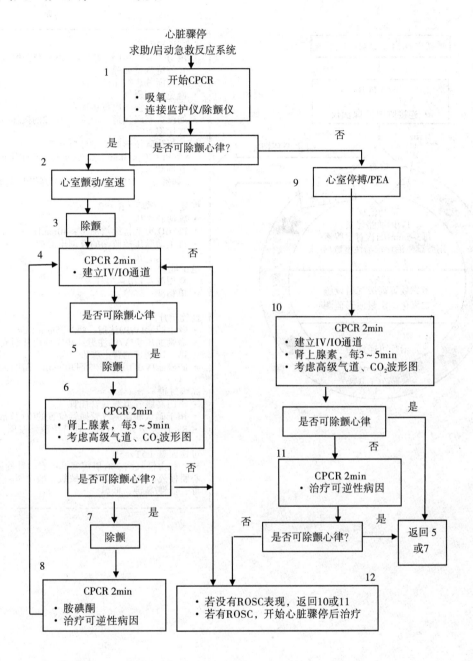

附：ACLS心脏骤停的处理环形流程

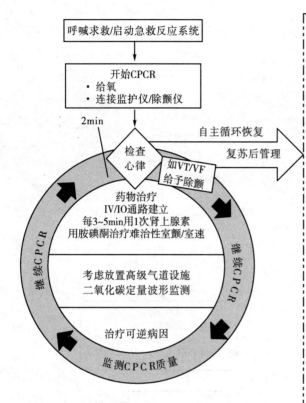

心肺复苏质量
- 用力（≥5cm）快速（≥100次/分）按压并等待胸壁回弹
- 尽可能减少按压的中断
- 避免过度通气
- 每2min交换一次按压职责
- 如没有高级气道，应采用30∶2的按压-通气比率
- 二氧化碳波形图定量分析
  - 如PETCO$_2$<10mmHg，尝试提高CPR质量
- 有创动脉压
  - 如舒张压<20mmHg，尝试提高CPR质量

恢复自主循环（ROSC）
- 脉搏和血压
- PETCO$_2$突然持续增加（≥40mmHg）
- 自主动脉压随监测的有创压搏动

电击能量
- 双相波：120～200J
- 单相波：360J

药物治疗
- 肾上腺素IV/IO注射：每3～5min 1mg
- 血管加压素IV/IO注射：40IU替代首剂或第二次剂量的肾上腺素
- 胺碘酮IV/IO注射：首剂300mg，二次150mg

高级气道
- 声门高级气道或气管插管
- 用于确认和监测气管插管位置的CO$_2$波形图
- 8～10次/分人工呼吸，伴持续胸外按压

可逆因素（5T、5H）
5T：张力性气胸、心脏填塞、中毒、肺栓塞、心肌梗死；5H：低血容、缺氧、酸中毒、低钾/高钾、低温

附：成人心动过速处理流程（有脉搏）

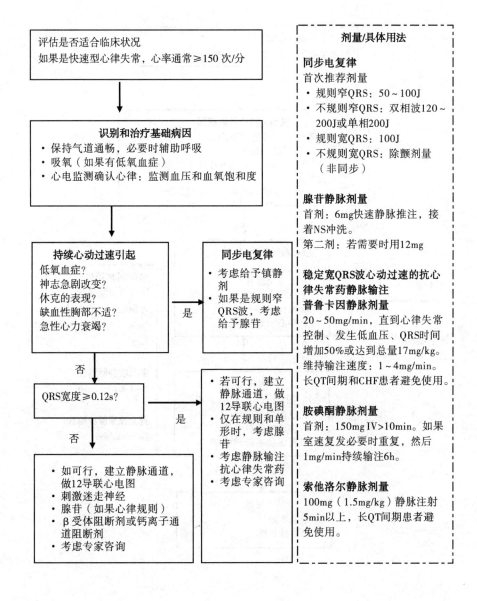

评估是否适合临床状况
如果是快速型心律失常，心率通常≥150 次/分

识别和治疗基础病因
- 保持气道通畅，必要时辅助呼吸
- 吸氧（如果有低氧血症）
- 心电监测确认心律；监测血压和血氧饱和度

持续心动过速引起
低氧血症？
神志急剧改变？
休克的表现？
缺血性胸部不适？
急性心力衰竭？

否

QRS宽度≥0.12s？

否

- 如可行，建立静脉通道，做12导联心电图
- 刺激迷走神经
- 腺苷（如果心律规则）
- β受体阻断剂或钙离子通道阻断剂
- 考虑专家咨询

是

同步电复律
- 考虑给予镇静剂
- 如果是规则窄QRS波，考虑给予腺苷

是

- 若可行，建立静脉通道，做12导联心电图
- 仅在规则和单形时，考虑腺苷
- 考虑静脉输注抗心律失常药
- 考虑专家咨询

剂量/具体用法

同步电复律
首次推荐剂量
- 规则窄QRS：50~100J
- 不规则窄QRS：双相波120~200J或单相200J
- 规则宽QRS：100J
- 不规则宽QRS：除颤剂量（非同步）

腺苷静脉剂量
首剂：6mg快速静脉推注，接着NS冲洗。
第二剂：若需要时用12mg

稳定宽QRS波心动过速的抗心律失常药静脉输注
普鲁卡因静脉剂量
20~50mg/min，直到心律失常控制、发生低血压、QRS时间增加50%或达到总量17mg/kg。维持输注速度：1~4mg/min。长QT间期和CHF患者避免使用。

胺碘酮静脉剂量
首剂：150mg IV>10min。如果室速复发必要时重复，然后1mg/min持续输注6h。

索他洛尔静脉剂量
100mg（1.5mg/kg）静脉注射5min以上，长QT间期患者避免使用。

附：成人心动过缓处理流程（有脉搏）

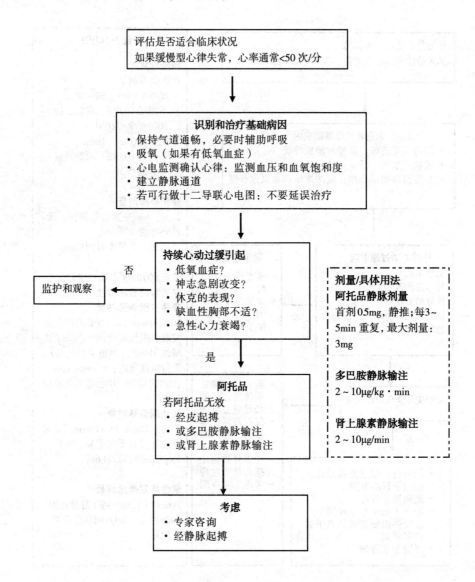

评估是否适合临床状况
如果缓慢型心律失常，心率通常<50 次/分

识别和治疗基础病因
· 保持气道通畅，必要时辅助呼吸
· 吸氧（如果有低氧血症）
· 心电监测确认心律：监测血压和血氧饱和度
· 建立静脉通道
· 若可行做十二导联心电图：不要延误治疗

持续心动过缓引起
· 低氧血症？
· 神志急剧改变？
· 休克的表现？
· 缺血性胸部不适？
· 急性心力衰竭？

否 → 监护和观察

是

阿托品
若阿托品无效
· 经皮起搏
· 或多巴胺静脉输注
· 或肾上腺素静脉输注

剂量/具体用法
阿托品静脉剂量
首剂 0.5mg，静推；每3～5min 重复，最大剂量：3mg

多巴胺静脉输注
2～10μg/kg·min

肾上腺素静脉输注
2～10μg/min

考虑
· 专家咨询
· 经静脉起搏

附：ACS 处理流程

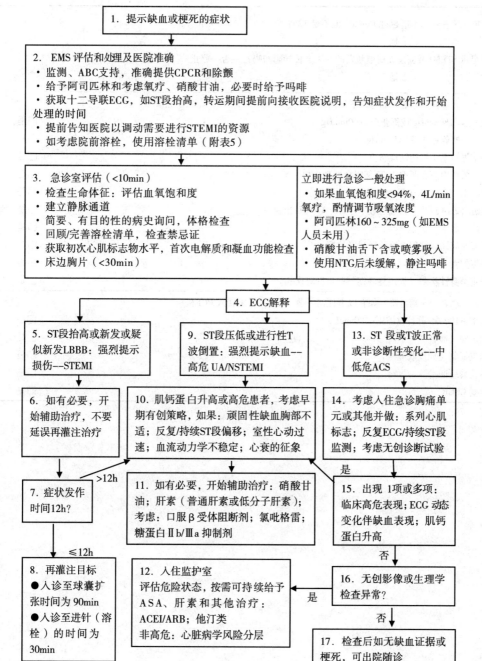

附表 5：院前溶栓清单

第 1 步 患者胸部不适超过 15min，但不足 12h? →否 ↓是 ↓ ECG 显示 STEMI 或新发或疑似新发的左束支传导阻滞吗? →否→停止 ↓是		

第 2 步 有溶栓禁忌证? 如有以下任何一项"是"		
收缩压>180mmHg 或舒张压>100mmHg	☐是	☐否
左右上臂收缩压差>15mmHg	☐是	☐否
中枢神经系统结构性疾病史	☐是	☐否
过去的 3 周内有严重头/面部闭合性创伤史	☐是	☐否
脑卒中>3h 或<3 个月	☐是	☐否
最近（2~4 周内）严重创伤、手术、GI/GU 出血	☐是	☐否
颅内出血史	☐是	☐否
出凝血问题或使用血液稀释剂（抗凝）	☐是	☐否
妊娠妇女	☐是	☐否
严重全身性疾病（如癌症晚期、严重肝肾疾病）	☐是	☐否

第 3 步 患者处于高危险? 如有以下任何一项"是"，考虑转入 PCI 机构		
心率≥100 次/分且收缩压<100mmHg	☐是	☐否
肺水肿（啰音）	☐是	☐否
休克征象（如皮肤湿冷）	☐是	☐否
溶栓禁忌证	☐是	☐否
需要 CPCR	☐是	☐否

附：孕妇心脏骤停处理流程

第一反应人
· 启动孕妇心脏骤停小组 · 记录孕妇心脏骤停发生的时间 · 将患者置于仰卧位 · 按照BLS流程图开始胸外按压，按压位置稍高于一般患者

后续急救者	
孕妇干预措施 根据 BLS和ACLS流程进行治疗 · 勿延误除颤 · 予以常规的ACLS药物和剂量 · 使用纯氧进行通气 · 监测二氧化碳波形和CPR质量 · 实施适当的心脏骤停后续处理措施 针对孕妇进行的改良措施 · 使用膈上静脉通路 · 若存在低血容量，进行液体复苏 · 预计开放气道的难度：建议由有经验者来建立高级气道 · 若患者心脏骤停前已经予以镁剂IV/IO，则停用镁剂并予以10%氯化钙10ml IV/IO，或10%葡萄糖酸钙 30ml。 · 剖宫产术中和术后，继续对产妇进行所有的复苏措施（CPR体位，除颤，药物，液体）	妊娠子宫增大明显者、产科干预 · 腹外将妊娠子宫推向患者左侧（LUD）减轻对主动脉和下腔静脉的压迫 · 移除所有的胎儿监测仪（内置、外置） 产科和新生儿小组准备应对可能进行的紧急剖宫产 · 若复苏4min，仍未恢复自主循环，考虑立即紧急剖宫产 · 目标是复苏5min内分娩 · 妊娠子宫增大明显，即临床认为妊娠子宫增大至足以压迫主动脉下腔静脉

寻找并治疗潜在病因 （**BEAU‑CHOPS**）
B 出血/DIC E 栓塞：冠脉/肺动脉/羊水栓塞 A 麻醉药物并发症 U 子宫收缩乏力 C 心脏病（心梗/缺血/主动脉夹层/心肌病） H 妊娠期高血压/轻度子痫前期/重度子痫前期/子痫 O 其他：标准ACLS指南的鉴别诊断 P 胎盘早剥/前置胎盘

附：脑卒中处理流程

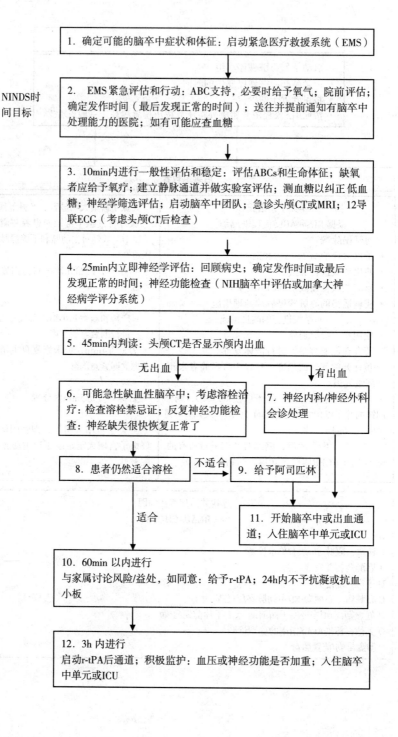

NINDS时间目标

1. 确定可能的脑卒中症状和体征：启动紧急医疗救援系统（EMS）

2. EMS紧急评估和行动：ABC支持，必要时给予氧气；院前评估；确定发作时间（最后发现正常的时间）；送往并提前通知有脑卒中处理能力的医院；如有可能应查血糖

3. 10min内进行一般性评估和稳定：评估ABCs和生命体征；缺氧者应给予氧疗；建立静脉通道并做实验室评估；测血糖以纠正低血糖；神经学筛选评估；启动脑卒中团队；急诊头颅CT或MRI；12导联ECG（考虑头颅CT后检查）

4. 25min内立即神经学评估：回顾病史；确定发作时间或最后发现正常的时间；神经功能检查（NIH脑卒中评估或加拿大神经病学评分系统）

5. 45min内判读：头颅CT是否显示颅内出血

无出血　　　　　　　　　　　　有出血

6. 可能急性缺血性脑卒中；考虑溶栓治疗：检查溶栓禁忌证；反复神经功能检查；神经缺失很快恢复正常了

7. 神经内科/神经外科会诊处理

8. 患者仍然适合溶栓　　不适合　　9. 给予阿司匹林

11. 开始脑卒中或出血通道；入住脑卒中单元或ICU

适合

10. 60min 以内进行
与家属讨论风险/益处，如同意：给予r-tPA；24h内不予抗凝或抗血小板

12. 3h 内进行
启动r-tPA后通道；积极监护：血压或神经功能是否加重；入住脑卒中单元或ICU

练习题

一、填空题

1. 心肺复苏 ABC 中，A 为_____，B 为_____，C 为_____。

2. 心血管急救成人生存链中的环节包括：_____、_____、_____、_____、_____。

3. 最常引起心脏骤停的 4 种心律包括：_____、_____、_____、_____。

4. 对心脏骤停患者进行脉搏判断时，施救者右手示指及中指并拢，沿患者气管纵向滑行至喉结处，旁开 2~3cm，在_____与_____的沟内，轻轻触摸颈动脉搏动。儿童可检查其_____，婴儿可检查其_____或_____。

5. 对心脏骤停患者进行意识判断时，要求准确迅速，应在_____秒以内完成。

6. ACLS 给药途径包括：_____、_____、_____以及_____。

二、单项选择题

1. 心脏骤停前最常见的心电图图形是
A. 室颤　　　　　B. 房颤　　　　　C. 心电机械分离　　　　D. 室性心动过速

2. 简单而迅速地确定心脏骤停的指标是
A. 呼吸停止　　　　　　　　　B. 血压下降
C. 瞳孔散大　　　　　　　　　D. 意识消失，无大动脉搏动

3. 在路上，发现一成年患者突然倒下，周围没有其他人，此时应该
A. 检查患者的反应，如果没有反应，启动应急救援系统（或打 120），拿 AED
B. 启动应急救援系统（或打 120），然后等他人来帮忙
C. 打开患者的气道，然后检查脉搏
D. 开始做 1 分钟心肺复苏，然后打 120

4. 患者李某在野外作业时发生触电，对其诊断是否心跳停止，最迅速有效的方法是
A. 听心音　　　　B. 观察心尖搏动　　　C. 测血压　　　　D. 摸颈动脉搏动

5. 患者男性，52 岁，在健身房跑步后倒下，为了解其是否心脏病发作，你要检查他的循环征象，应该检查何处
A. 手腕部的桡动脉　　　　　　　B. 颈部的颈动脉
C. 腹股沟的股动脉　　　　　　　D. 直接听心脏

6. 2010 心肺复苏指南中单或双人复苏时胸外按压与通气的比率为
A. 30：2；　　　　B. 15：2；　　　　C. 30：1；　　　　D. 15：1

7. 2010 心肺复苏指南中胸外按压的频率为
A. 至少 80~100 次/分　　　　　B. 至少 100 次/分
C. 至少 120 次/分　　　　　　　D. 至少 60~80 次/分

8. 在成人心肺复苏中，潮气量大小为

A. 500~600ml   B. 600~700ml   C. 400~500ml   D. 800~1000ml

9. 成人心肺复苏时胸外按压的深度为

A. 至少胸廓前后径的一半   B. 至少 3cm

C. 至少 5cm   D. 至少 6cm

10. 现场进行徒手心肺复苏时，伤病员的正确体位是

A. 侧卧位   B. 仰卧在比较舒适的软床上

C. 仰卧在坚硬的平面上   D. 俯卧位

11. 2010 心肺复苏指南在心脏骤停时推荐的每次吹气时间为

A. 超过 1s   B. 超过 2s   C. 小于 1s   D. 与呼气时间等同

12. 医务人员心肺复苏时，评估循环的时间是：

A. 至少 5s   B. 至少 3s   C. 至少 10s   D. 5~10s

13. 男孩，7 岁，被汽车撞倒，检查发现没有反应，头部有鲜血，此时应该如何打开他的气道

A. 仰头举颌法   B. 双手推举下颌法

C. 头偏向一侧   D. 不要移动他，因为他可能有颈椎骨折

14. 使用 AED 的正确步骤是

A. 停止按压，离开患者→打开电源→粘贴电极片，将电极导线插入插孔→分析心律→在 AED 的指引下进行除颤

B. 粘贴电极片→打开电源→将电极导线插入插孔→停止按压，离开患者，分析心律→在 AED 的指引下进行除颤

C. 打开电源→粘贴电极片，将电极导线插入插孔→停止按压，离开患者，分析心律→在 AED 的指引下进行除颤

D. 粘贴电极片→打开电源→停止按压，离开患者→将电极导线插入插孔→停止按压，离开患者，分析心律→在 AED 的指引下进行除颤

15. 在心肺复苏过程中，应尽量减少中断胸外按压，中断胸外按压的时间为

A. 不超过 10s   B. 不超过 5s   C. 不超过 20s   D. 不超过 1min

16. 抢救心脏骤停首选药物是

A. 胺碘酮   B. 多巴胺   C. 阿托品   D. 肾上腺素

17. 成人心肺复苏时肾上腺素的用法为

A. 1mg，稀释后静脉推注，每 5min 重复一次

B. 1mg-3mg-5mg，稀释后静脉推注，每 5min 重复一次

C. 5mg，稀释后静脉推注，每 5min 重复一次

D. 1mg-3mg-5mg-5mg，稀释后静脉推注，每 5min 重复一次

18. 心肺复苏时急救者在电击后应

A. 立即检查心跳或脉搏

B. 立即进行心电图检查

C. 先行胸外按压，5 组（约 2min）心肺复苏后再进行心跳检查

D. 调节好除颤仪，准备第二次除颤

19. 对溺水所致呼吸心跳骤停者，其紧急处理措施是

A. 立即倒水
B. 呼吸兴奋剂
C. 心内注射肾上腺素
D. 人工呼吸和胸外心脏按压

20. 判断心脏骤停最可靠的指征为

A. 心电图
B. 血压
C. 神志和呼吸
D. 瞳孔

21. 成人心肺复苏时胸外按压实施者交换按压操作的时间间隔为

A. 5min
B. 3min
C. 10min
D. 2min

22. 一名心脏骤停患者被送达急救室，患者心律为无脉性电活动（PEA），心率为30次/分，医务人员正在进行 CPR，已气管插管并确认气管导管位置，建立静脉通道，接下来最应该给予哪种药物

A. 静脉注射 5ml 10%氯化钙溶液
B. 静脉注射 1mg 肾上腺素
C. 静脉注射 1mg 阿托品
D. 静脉注射 1mEq/kg 碳酸氢钠

23. 已实施气管插管的呼吸骤停患者，在尝试进行正压通气时，发现该患者上腹部胃泡区有气过水声，肺部未闻及呼吸音，二氧化碳波形图测量值为零/显示直线，下列哪项最可能导致该情况发生

A. 气管插管进入食管内
B. 气管插管进入左主支气管内
C. 气管插管进入右主支气管内
D. 双侧张力性气胸

24. 已建立高级气道的心脏骤停患者，通气过程中，下列哪项是正确

A. 每 6~8s 给予一次通气，胸外按压不中断
B. 只要每次呼吸时均可看到胸廓隆起，通气频率越快越好
C. 以 3~5ml/kg 的潮气量给予通气
D. 在排除 COPD 前，应让患者呼吸室内空气

25. 无脉患者行胸外按压和有效气囊面罩通气后，ECG 示窦性心动过缓，心率 30 次/分，接下来应采取以下哪项措施

A. 静脉注射 1mg 肾上腺素
B. 以 60 次/分的速率启动经皮起搏
C. 静脉注射 1mg 阿托品
D. 以 15~20mg/kg·min 的速率静脉输注多巴胺

三、简答题

1. 简述何谓高质量的心肺复苏？
2. 心肺复苏有效的指征包括哪些？
3. 简述 ACS 抢救流程。

答　案

一、填空题

1. 开放气道或保持气道通畅；人工呼吸；胸外心脏按压。

2. 立即识别和启动；早期 CPR；快速除颤；有效的高级生命支持；综合的心脏骤停后治疗。

3. 心室颤动（VF）；无脉性室性心动过速（VT）；无脉性电活动（PEA）；心室停搏（asystole）。

4. 气管旁软组织深处；胸锁乳突肌前缘；股动脉；肱动脉；股动脉。

5. 10。

6. 静脉给药；气管给药；髓内给药；心内注射给药。

二、单项选择题

1~5　ADADB　　6~10　ABACC　　11~15　ADBCA　　16~20　DACDA
21~25　DBAAC

三、简答题

1. 所谓高质量心肺复苏包括：①按压速度至少 100 次/分；②按压幅度，成人胸骨下沉至少 5cm；儿童和婴儿的按压幅度为胸廓前后径至少 1/3，即儿童大约为 5cm，婴儿大约为 4cm；③保证每次按压后胸廓充分回弹；④尽可能减少胸外按压中断的次数和持续时间；⑤避免过度通气。

2. 心肺复苏有效的指标包括：①恢复自主呼吸；②触及颈动脉搏动；③口唇和面色由发绀转为红润；④瞳孔由大变小，对光反射恢复；⑤意识逐渐恢复；⑥心电图有所好转。

3. 答案参照附 ACS 抢救流程图。

附：心肺复苏操作流程

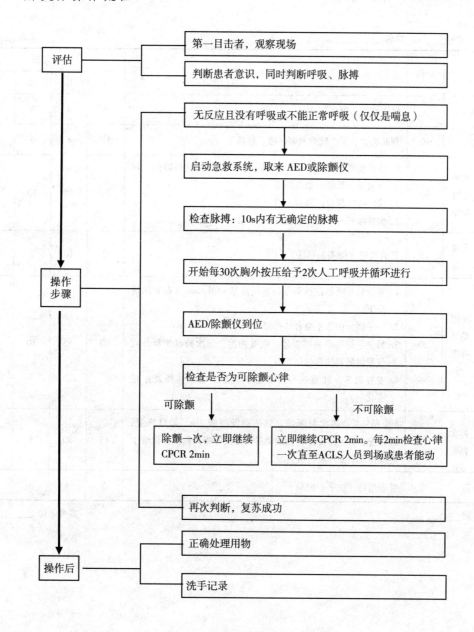

附：心肺复苏操作评分标准

班级＿＿＿ 学号＿＿＿ 姓名＿＿＿＿＿＿＿＿   成绩＿＿＿＿＿＿

项目		分值	操作要点	评分等级			
				A	B	C	D
仪表		5	仪表端庄，服装整洁	5	4	3	1
评估		10	判断患者意识，同时判断呼吸、脉搏	10	8	6	4
操作过程	胸外心脏按压	30	1. 将床放平，（软床）胸下垫胸外按压板，去枕仰卧位，解开衣领、腰带，暴露胸部 2. 确定按压部位：胸骨下部 3. 胸外按压与人工呼吸比例：30∶2	30	20	10	5
	开放气道	15	开放气道（仰头抬颏法）	15	10	5	1
	应用简易呼吸器	20	1. 将简易呼吸器连接氧气，氧气流量>10L/min（有氧源情况下） 2. 一手固定面罩于患者口鼻部 3. 另一手挤压简易呼吸器，吹气两次，每次持续1秒，吹气量以见到胸部起伏为宜 4. 安置患者，注意观察患者意识状态、生命体征及尿量变化	20	15	10	5
	再次判断	15	5个循环后，再次判断颈动脉搏动及呼吸10s，如已恢复，进行进一步生命支持（如颈动脉搏动及呼吸未恢复，继续上述操作5个循环后再次判断）	15	10	5	1
操作后		5	整理用物，洗手、记录	5	4	3	1

考核日期＿＿＿＿＿＿＿＿   监考老师＿＿＿＿＿＿＿＿

第五章 心电监护技术

心电监护是指对被监护者进行持续或间断的心电监测，它是心脏监护的重点，也是监护室最基本的床边监测项目。其目的主要是：①监测患者的生命体征、心电及血氧饱和度变化；②评估患者病情、治疗及护理效果。

【适应证】

1. 重症加强治疗病房常规监测。
2. 生命体征不稳定或有潜在高危因素的患者。
3. 围手术期监护，包括麻醉及其复苏阶段。
4. 心导管室进行的各种介入检查和治疗。

【心电监护仪的基本结构与功能】

心电监护仪的基本功能包括：①显示、记录和打印心电图波形和心率（heart rate，HR）数字；②HR 报警上下限；③图像冻结，以供仔细观察和分析；④数小时到 24h 的趋势显示和记录。较高级的心电监护仪尚可提供心律失常分析功能，如室性期前收缩次数报警和记录；ST 段分析，以诊断心肌缺血。心电监护仪的基本组成包括以下几个部分。

1. **心电信号输入** 心电信号输入分为有线及无线两种方式。临床常用的方法是有线信号输入。

2. **显示器** 目前多采用存贮显示器，具有处理及贮存信息的特点。心电图显示呈规则滑动，偶有短暂异常心电图时可以冻结，直接观察实时心电信号，增强捕获异常心电图信号的机会。

3. **记录器** 除简易的床旁监护仪不带记录器外，多数监护仪都带有记录装置。常采用热笔型记录，也有采用热阵式记录。后者记录更为清晰、完整，并可显示文字报告及数据记录。记录方式有实时记录和延时回忆记录。实时记录可记录到患者即刻的心电图，延时记录可记录实时心电图前 5~15s 的心电图图形。

4. **报警装置** 可分为生理报警和技术报警两大类，前者包括测量参数超限；无心率检出；自动化无创性测压（NIBP）的收缩压（SYS）和舒张压（DIA）压差过低；窒息报警；心律失常等；后者包括电极脱落、袖带过松、袖带位置错误、探头脱落、漏气、信号微弱等。

报警的级别又分为危急报警、警告报警和提示报警。危急报警主要有无心率检出、NIBP 的 SYS 和 DIA 压差过低、窒息，危急报警的报警声音为短促的五声，报警灯为红色且闪烁发光，闪烁频率快。警告报警主要有测量参数超限、系统异常，报警声音为短促的三声，报警灯为黄色且闪烁发光，闪烁频率慢。提示报警主要是电池电量不足，报警声音为短促的一声，报警灯为黄色且常亮。

值得注意的是，当多种级别的报警同时发生时，报警声音为最高级别的报警声音，报警指示灯为最高级别报警指示，指示灯及报警的声音不可关闭。

【监护仪前面常用按钮】

1. **电源指示灯** 电源充电指示灯（绿色）（图5-1A），接通外接交流电后，如监护仪内置电池电量不足，绿色指示灯会闪烁，表示当前在充电；如内置电池电量已满，则该指示灯常亮，当没有外接交流电时该指示灯不亮。

开机指示灯（图5-1B），开机时指示灯为绿色，关机时指示灯为橙色（外接交流电时）或指示灯不亮（没有外接交流电时）。

2. **开机/待机键** 在接通交流电或安装有电池的情况下，持续按住监护仪面板上的待机键3s以上便可打开或关闭监护仪（图5-1C）。

3. **主菜单键** 按此键可进入主菜单（图5-1D）。

4. **波形冻结/恢复键** 当波形在扫描显示时，按此键冻结波形；当波形在冻结状态时，按此键解除波形冻结，恢复波形扫描。按下波形冻结键后，当屏幕显示菜单30s而仍无任何按键操作时，波形冻结会自动退出，返回到原来的监护画面（图5-1E）。

5. **血压测量键** 按此键开始一次血压测量，若监护仪正在血压测量中，按此键则停止血压测量（图5-1F）。

6. **报警音暂停键** 按此键对监护仪的报警声音开启/关闭的时间和状态进行控制（图5-1G）。

7. **打印键** 按此键启动记录仪打印，再按一次随时停止打印，如启动后无人操作系统设置记录仪打印90s后自动停止（报警触发，定时打印情况除外）（图5-1H）。

8. **系统设置菜单键** 按此键屏幕显示系统设置菜单，再按此键则菜单从屏幕上消失（图5-1I）。

9. **旋钮** 在菜单行显示的状态下，通过旋转旋钮切换旋转，屏幕下方出现菜单行中所需的功能项，当提示箭头指向某一功能时，按一下旋钮即为选中该项功能；然后旋转旋钮切换选择所需的选项；最后再按一下该旋钮确认。

10. **报警指示灯** 为红/黄双色报警灯，报警灯的发光状态根据报警的级别而变。当发生危急报警时，报警灯显示为红色且闪烁发光；当发生警告报警时，报警灯为黄色且闪烁发光。

【监护仪的使用参数】

1. **心率（HR）** 心脏每分钟跳动的次数，正常值：成人为60~100次/分。

2. **呼吸/呼吸率（RESP）** 肺部每分钟呼气和吸气的总周期数，正常值：成人为16~24次/分。

3. **心电图（ECG）** 是心肌产生电位变化的体表记录，有三电极和五电极之分。

4. **体温（TEMP）** 为体表温度，正常值：36.0~37.0℃。

5. **血压** 血液在血管内流动时对血管壁的侧压力，正常值：收缩压为90~140mmHg，舒张压为60~90mmHg。测压类型分为无创血压和有创血压两种；测压模式有成人模式、儿童模式及新生儿模式；测压方式分为手动测压、自动测压（定时范围为1~240min）以及连

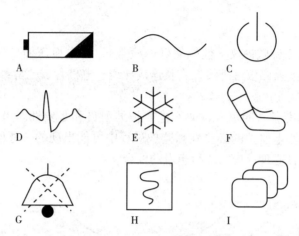

图 5-1　监护仪面板常见按钮

续测压（连续 5min 自动不间断测压）三种。

6. 血氧饱和度（SpO$_2$）　动脉中氧合血红蛋白（HbO$_2$）与氧合血红蛋白（HbO$_2$）和非氧合血红蛋白（Hb）之和的百分比值，公式为：SpO$_2$ = HbO$_2$/（HbO$_2$+Hb）%，正常值为：>95%。当 SpO$_2$ 在 90%~95% 即为轻度低氧血症；SpO$_2$ 在 85%~90% 之间，为中度低氧血症；当 SpO$_2$≤85% 即为重度低氧血症。

【操作程序】

常用监护系统有五电极和三电极系统，主要由中心监护仪和床边监护仪及电极系统组成。五电极系统由一个胸前电极和 4 个肢体导联组成，其中胸前电极为棕色，左、右臂分别为黑色和白色，左、右腿分别为红色和绿色；三电极系统由一个正极、一个负极和一个第三电极组成。

五电极监护系统肢体导联命名方法与常规心电图完全一致，分别为 Ⅰ、Ⅱ、Ⅲ、aVR、aVL 和 aVF；胸前导联为"改良的胸前导联"（modified chest lead，MCL），分别命名为 MCL$_1$（V$_1$）、MCL$_2$（V$_2$）、MCL$_5$（V$_5$）等，三电极系统监护导联的命名视正、负极放置的位置而定。无论何种方式都可形成 Ⅰ、Ⅱ、Ⅲ 导联或引出单级胸导联。

1. 常用的导联安装方法

（1）综合 Ⅰ 导联：正极放在左锁骨中点下缘，负极放在右锁骨中点下缘，接地电极放在右侧胸大肌下方。描记的心电图波形类似标准的 Ⅰ 导联，但振幅较小（图 5-2A）。

（2）综合 Ⅱ 导联：正极放在左腋前线第 4 肋间或左侧胸大肌下方，负极放在右锁骨中点下缘，接地电极放在右侧胸大肌下方。描记的心电图波形类似 V$_5$ 导联，但波幅较大（图 5-2B）。

（3）综合 Ⅲ 导联：正极放在左锁骨中线与肋弓交界处上方，负极放在左锁骨中点的外下方，接地电极放在右侧胸大肌下方。描记心电图波形类似标准 Ⅲ 导联（图 5-2C）。

（4）改良监护胸导联（MCL$_1$）：正极放在胸骨右缘第 4 肋间，负极放在左锁骨下方 1/

2处，接地电极放在右肩或右侧胸大肌下方。描记出的心电图波形 P 波较为清楚（图 5-2D）。

2. 操作前准备

（1）用物准备：床旁监护仪（性能完好已检查）、心电血压插件连接导线、配套血压袖带、经皮血氧饱和度监测仪红外线探头及连接导线、电极片、乙醇纱布、治疗盘、弯盘、护理记录单。

（2）患者及家属准备：向家属说明心电监护的项目和必要性。患者取平卧或半卧位，意识清楚者，需说明心电监护的必要性和监护过程中可能出现的一些问题，并给予心理和行为支持，以消除不良心理反应，取得患者的配合。

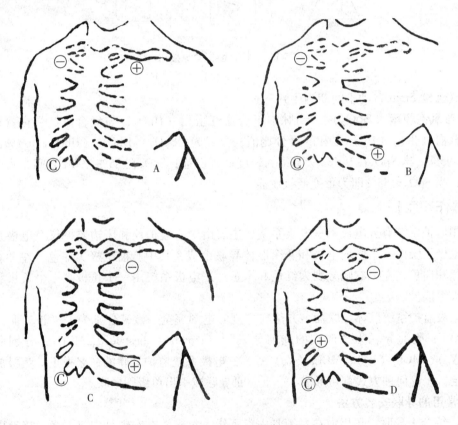

图 5-2　综合导联位置

3. 操作步骤

（1）核对患者及医嘱，并向患者解释操作的目的、必要性、操作步骤、注意事项及要求患者配合的事项，取得患者的配合。

（2）评估患者病情、意识状态及合作程度，评估患者局部皮肤、指（趾）甲状况及上肢活动情况。评估周围环境，光照情况，有无电磁波干扰等。

（3）根据病情，协助患者取平卧位或半卧位（由于病情限制取端坐位或坐位也可）。

（4）将心电监护仪妥善放置在床旁桌上，连接心电监护仪心电导联线、血压袖带、血氧探头连接线、体温探头、地线等附件连线及电源线。

（5）检查各连线连接是否紧密，接通电源，打开监护仪主开关，检查仪器是否正常，确认仪器正常工作后，将心电导联线与电极片相连，输入患者相关信息。

（6）清洁皮肤，放置标准导联（图5-3）。用乙醇纱布擦拭患者胸部贴电极处皮肤或用电极上附带的小砂轮行相应部位皮肤去脂并贴电极片（三电极、五电极电极片位置见后）。注意避开伤口、CVC、起搏器及除颤部位、骨骼以及患有皮疹皮炎处。

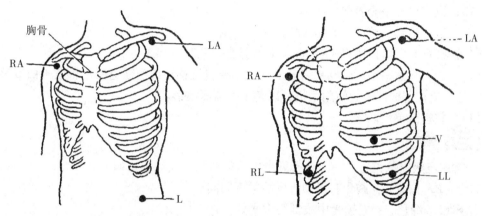

图5-3 心电导联电极片位置（三电极、五电极）

（7）连接血压袖带。根据患者的臂长选择合适的血压袖带，排除袖带内所有气体后将袖带放在所测手臂的肘上2~3cm处，并将气囊准确放置于肱动脉上，连接袖带的软管沿动脉旁贴放，保持袖带与监护仪之间的软管畅通无阻，并将手臂置于心脏同一水平线上，掌心向上，手动测压一次（图5-4）。

（8）确定监测部位皮肤清洁后，将传感器固定在毛细血管搏动部位，如指（趾）端、耳垂、鼻翼、足背、舌、颊等部位。确保传感器与皮肤贴合严密，患者保持安静，以确保SpO_2测定准确（图5-5）。

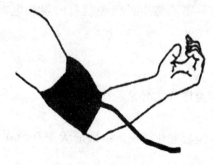

图5-4 血压袖带位置

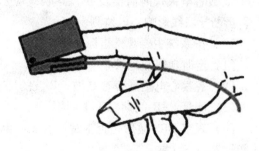

图5-5 血氧饱和度探头位置

（9）调整监护仪，选择监护仪显示的导联。屏幕上心电示波出现，选择导联、振幅并调整报警。导联的选择可根据病情特点进行选择。如果重点观察或诊断心律失常和传导异常，必须清楚地显示 P 波，常选下壁导联（Ⅰ、Ⅱ、aVF）和心前导联（V_1或 MCL_1）；如果监护重点为发现心肌缺血，选择 V_5 导联或与之相当的改良肢体双极导联。先进的床边监护仪可同时选择两个或更多的导联，此时最好选择Ⅱ导联和 V_5 导联，可以同时监测心律失常和心肌缺血。报警的设置则主要根据病情监测的需要而设定最快与最慢心率范围，设定对心律失常及 ST 段的报警等。当患者的心率超出设定范围或出现心律失常时，监护仪自动发出声音和（或）颜色警报。

（10）设定血压报警界限。

（11）根据患者病情调整 SpO_2 波幅及报警界限。

（12）观察心电监护图形 1~3min，如有异常，及时通知医生。

（13）交代注意事项，告知患者及其家属不要自行移动或摘除电极片、血压袖带及传感器，并且避免在监护仪附近使用手机，以免干扰监测波形。

（14）整理床单位。

【注意事项】

1. 常用电极安放位置　一般选择五个电极的监测，安放位置如下。

右上（RA 白色）：胸骨右缘锁骨中线第 1 肋间。

右下（RL 绿色）：右锁骨中线剑突水平处。

中间（V 棕色）：胸骨左缘第 4 肋间。

左上（LA 黑色）：胸骨左缘锁骨中线第 1 肋间。

左下（LL 红色）：左锁骨中线剑突水平处。

三电极的位置一般为：RA（白色）电极放置于右锁骨下第 2 肋间，靠右肩；LA（黑色）放置于左锁骨下第 2 肋间，靠左肩；LL（红色）放置于左下腹，或左锁骨下第 6、7 肋间或肋缘。

2. 仪器须平放，注意周围通风，保持监护仪的干燥，避免潮湿，而且监护仪上不允许放置其他物品。

3. 每次使用监护仪前需检查仪器及各输出导联线是否有损害、破损、故障等问题，如仪器出现故障，应及时联系维修人员进行维修。

4. 放置电极片前清洁皮肤，导联线应从颈前引出不要从腋下，以免翻身时拉脱电极片，折断导联线影响心电监测。

5. 监护系统主要观察指标

（1）定时观察并记录心率和心律。

（2）观察心电图是否有 P 波，P 波的形态、高度和宽度有无异常。

（3）测量 P-R 间期、Q-T 间期。

（4）观察 QRS 波形是否正常，有无"漏搏"。QRS 振幅变化情况，一般应大于 0.5mV，才能触发心率计数。

（5）观察 ST 段有无抬高或降低，如有异常发现应及时行床边十二导联心电图检查，以明确有无心肌缺血或心肌梗死的发生。

（6）观察 T 波是否正常。

（7）注意有无异常波形出现。

6. 心电监护时的注意事项

（1）电极片长期应用易脱落，影响准确性及监测质量，应至少 48h 更换一次，并注意皮肤的清洁、消毒。电极片是一次性使用的附件，使用后应作为医疗废物妥善处理。

（2）监护中发现严重异常时，最好请专业心电图室人员复查、诊断；提高诊断准确率。

（3）血氧饱和度监测：首先，明确影响 SpO_2 监测准确性的因素。

1）外部因素：监测传感器部分脱落时产生"黑色效应"，此时 SpO_2 监测值低于实际值；房间的亮度过高导致外来光线被传感器感知，影响 SpO_2 监测的准确性；监测部位的过度移动影响传感器信号的接收，从而影响 SpO_2 监测的准确性。

2）监测局部的血液循环情况：休克、局部低温、低血压或使用缩血管药物导致血管的收缩，监测局部灌注不良时，可影响 SpO_2 监测的准确性。

3）监测局部的皮肤因素：皮肤色素的沉着也会对于 SpO_2 的数值有影响，如黑色素沉着，可造成 SpO_2 假性增高，染甲（黑或蓝色）或灰指甲可造成 SpO_2 假性降低。但皮肤黄染对 SpO_2 测定影响不大。

4）血液因素：异常血红蛋白血症（如碳氧血红蛋白）时 SpO_2 假性增高；血液内有色物质（如甲基蓝）可影响 SpO_2 监测的准确性；血液中存在脂肪悬液如（脂肪乳或异丙酚输注）可吸收部分光线，影响 SpO_2 监测的准确性；贫血在血细胞比容>15%时不影响 SpO_2 监测的准确性。

其次，血氧监测很长一段时间后，患者手指会感到不适，应每 2h 观察测量部位的末梢循环情况和皮肤情况，并及时更换另一个手指进行监护，同时注意爱护传感器，以免碰撞、坠落、在行磁共振成像过程中使用 SpO_2 可能会对传感器造成严重损伤。

最后，明确脉搏血氧饱和度和血气监测指标的关系。当患者血气监测的动脉血氧饱和度>70%时，SpO_2 与动脉血氧饱和度的相关性良好。受氧解离曲线的影响，在动脉血氧饱和度在90%～94%时，SpO_2 对动脉血氧分压的变化相对不敏感，因此，经皮血氧饱和度测定虽可减少动脉血气分析的次数，但并不能完全取代动脉血气分析。

（4）血压监护时应注意

1）应选择好合适尺寸的袖带，袖带宽度应为臂周长的 40%（新生儿 50%），或为上部臂长的 2/3，以免因充气压力的差别造成测量结果的误差。

2）袖套包裹不能太紧或太松，松紧程度应以能够插入 1～2 指为宜。

3）每次测量时将袖带内残余气体排尽，以免影响测量结果。患者在躁动、肢体痉挛及频繁测量时所测血压值会与真实血压有很大误差；严重休克、患者心率<40 次/分，>200 次/分时，所测结果需与使用血压仪监测的结果相比较；主动脉夹层动脉瘤的患者，双侧肢体血压会不同，需要结合临床观察。

4）血压测量侧肢体不应打点滴或有恶性创伤，否则会造成血液回流或伤口出血；对偏瘫患者，应在健侧手臂上测量。

5）测量方式分为自动监测、手动监测和连续测压三种，自动监测时可自行设置监测时间，每 5min、10min、15min、1h、2h 等测压一次。仪器在需要监测的时间点不断充气、放气，直至测出结果。手动监测是根据需要随时点击"启动/停止"键。连续监测时每 1～2h 放松一次，病情平稳后延长测量时间或改为手动。

6）当无创血压袖带连续使用 72h 以上，请注意袖带的更换、清洁、消毒。

7）如袖带捆绑的肢体与心脏不在同一水平，需对显示的数值进行一下调整：肢体每高出心脏平面 1cm，需要在测得的血压数值上增加 0.75mmHg 左右，同样，肢体每低于心脏平面 1cm，需要在测得的血压数值上降低 0.75mmHg 左右。

（5）不能关闭报警声音。

7. 连接地线时应注意将带有铜片套的一端接在主机后面板的接地端子上（方法是旋开接地端子旋钮帽，把铜片套套上，然后旋紧钮帽）。地线另一端带有夹子，夹在建筑设施的公共接地端（自来水管、暖气片等与大地直接相通的地方）。切不可随便将地线夹在与接地无关的病床或其他金属上。

8. 当仪器长期不使用时，应每月给仪器充电一次，以延长电池寿命，并注意监护仪的保养。

9. 清洁仪器时，使用无腐蚀性洗涤剂、表面活性剂、氨基或乙醇类清洁剂，不要使用丙酮、三氯乙烯等强溶剂化学溶剂，以免损坏仪器表面及深层。清洁监护仪屏幕时，一定要格外小心，不要让溶液进入监护仪内，不要将溶液倾倒在监护仪上。

10. 患者转出后，监护仪、导联线、血压袖带、经皮血氧饱和度监测传感器等需进行消毒，以免交叉感染。

【常见的异常心电图】

1. **窦性停搏**　心电图表现为规则的 P-P 间距中突然出现 P 波脱落，形成长 P-P 间距，且长 P-P 间距与正常 P-P 间距不成倍数关系。

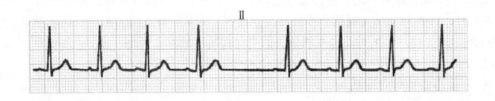

2. **房性期前收缩**　心电图表现为提前出现的异位 P'波，其形态与正常窦性 P 波不同，P'-R>0.12s，期前收缩前后两个窦性 P 波的间距小于正常 P-P 间距的两倍，QRS 波形态一般正常，但如同时伴有室内差异性传导会出现 QRS 波增宽并且形态的异常。

3. **阵发性室上性心动过速**　该类心动过速发作时有突发、突止的特点，心电图表现为节律快而规则，频率一般在 150~250 次/分；QRS 波群形态一般正常，伴有束支阻滞或室内差异传导时，可呈宽 QRS 波；P 波为逆行波（Ⅱ、Ⅲ、aVF 导联倒置）。

4. **心房扑动**　心电图提示正常 P 波消失，代之连续的大锯齿状扑动波（F 波），F 波间无等电位线，波幅大小一致，间隔规则，频率为 250~300 次/分；F 波大多不能全部下传激

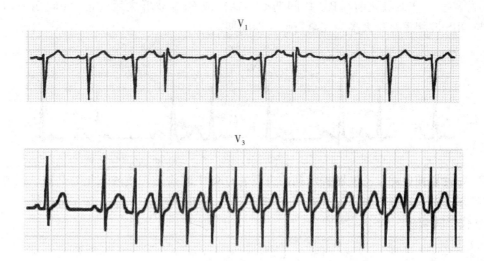

动心室，而以固定房室比例（2∶1或4∶1）下传，故心室律规则；QRS波群形态正常，伴有室内差异传导或原有束支传导阻滞者QRS波群增宽变形。

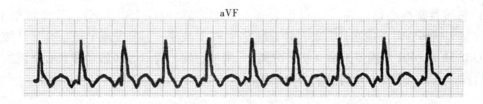

5. **心房颤动**　心电图表现为正常P波消失，代以大小不等、形状各异、间隔不匀的颤动波（f波），频率为350~600次/分；R-R间隔极不规则，心室率通常在100~160次/分；QRS波群形态一般正常，如果心室率过快，伴有室内差异性传导时QRS波群增宽变形。

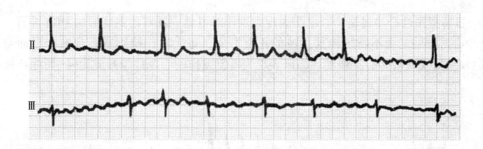

6. **房室交界性期前收缩**　心电图表现为期前出现的QRS-T波，其前无窦性P波，QRS-T形态与窦性下传者基本相同；出现逆行P'波（P波在Ⅱ、Ⅲ、aVF倒置，aVR导联直

立），可发生于 QRS 波之前（P'R 间期<0.12s）或 QRS 波群之后（P'R 间期>0.12s），或者与 QRS 波相重叠；大多为完全行性代偿间期。

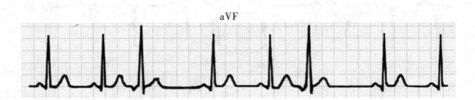

aVF

7. 室性期前收缩　心电图提示期前出现的 QRS-T 波前无 P 波或无相关 P 波，期前出现的 QRS 形态宽大畸形，时限通常大于 0.12s；T 波方向多与 QRS 的主波方向相反，往往为完全性代偿间期。

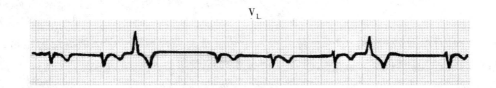

V$_L$

8. 阵发性室性心动过速　心电图表现心室率多在 100~250 次/分，节律可稍不齐；QRS 波宽大畸形，时限通常>0.12s，并有继发性 ST-T 改变；如能发现 P 波，并且 P 波频率慢于 QRS 频率，PR 无固定关系（房室分离），则可明确，偶尔心房激动夺获心室或发生室性融合波，也支持室性心动过速的心电图表现。

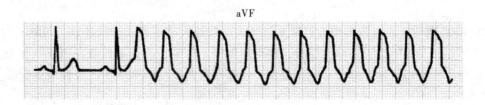

aVF

9. 扭转型室性心动过速　心电图表现为发作时可见一系列增宽变形的 QRS 波群，以每3~10 个心搏围绕基线不断扭转其主波的正负方向，每次发作持续数秒到数十秒而自行中止，但极易复发或转为心室颤动。临床表现为反复发作的心源性晕厥或为阿-斯综合征。

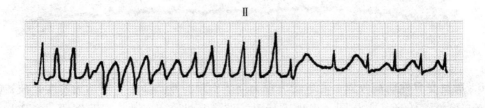

II

10. 心室扑动与心室颤动　心室扑动心电图特点为无正常 QRS-T 波群，代之以连续快速而相对规则的大振幅波动，频率可达 150~300 次/分，由于心脏失去排血功能，患者会出现神志、意识的变化；心室颤动心电图表现为 QRS-T 波群完全消失，出现大小不等、极不匀齐的低小波，频率达 200~500 次/分。

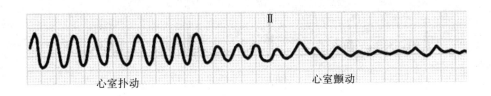

11. 一度房室传导阻滞　心电图主要表现为 PR 间期延长，若 P-R>0.20s（老年人 PR 间期>0.22s），或两次检测结果进行比较，心率没有改变而 PR 间期延长超过 0.04s，可诊断为一度房室传导阻滞。

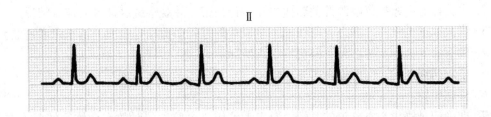

12. 二度房室传导阻滞　心电图提示部分 P 波后 QRS 波脱漏，可以分为两型：①Ⅰ型，亦称 Morbiz Ⅰ型房室传导阻滞，表现为 P 波规律地出现，PR 间期逐渐延长（通常每次的绝对增加数多是递减的），直到 1 个 P 波后的 ORS 波脱落，代之以长间歇；②Ⅱ型，又称 Morbiz Ⅱ型，表现为 PR 间期恒定（正常或延长），部分 P 波后无 QRS 波群。

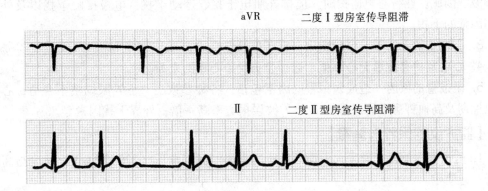

13. 三度房室传导阻滞 又称完全性房室传导阻滞，心电图表现为 P 波与 QRS 波毫无关系（PR 间期不固定），各保持自身的节律，心房率高于心室率，常伴有交界性（多见）或室性逸搏。

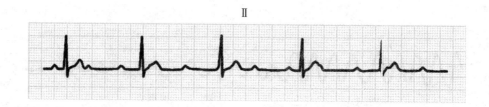

【停用心电监护仪】

1. 病情稳定后，根据医嘱停用心电监护。备齐用物，携至患者床前，核对患者及医嘱，向患者解释停用心电监护的原因，告诉患者目前心电监护数据和病情情况，取得患者同意后，停用心电监护仪。

2. 先关掉心电监护仪电源开关，撤去血压计袖带，并观察缠绕袖带处皮肤情况。

3. 依次取下电极片，撤去导联线取下电极片的过程中擦净导电糊，清洁患者皮肤。

4. 取下血氧饱和度传感器，并观察手指情况。

5. 整理病床单元，询问患者需要。

6. 整理用物。

7. 准确记录停止心电监护的时间，及患者停用心电监护仪时的生命体征情况，在确定患者无其他问题时离开病房。

【临床应用中常见的问题及原因】

1. **报警显示导联脱落** 显示的内容包括：电极脱落、导联线与电极片脱落、导联线与主机端口脱落以及导联线内部导丝断裂。

2. **心电图人为干扰原因** 当患者因寒战、紧张等造成肌肉颤动时，形成的波形类似于房颤波。因此，在行心电监护时，应排外肌电干扰、运动干扰、电极接触干扰以及外电设备等因素的干扰。

3. **心电监护无波形** 可脱脂后，重新更换电极片。

4. **心电监护有波形无心率值** 选择监护仪中心率的来源。

5. **误报警的原因** 造成误报警的因素包括：各种参数上、下界限调整不合适；心肌梗死急性期及高血钾患者同时感知 R 波 T 波误报心率高一倍；外界干扰因素等。

【监护仪的保养与消毒】

1. 监护仪应放置于通风、干燥处，所用交流电保持电压（220±22）V，减少与高功率电器一起使用。

2. 保持仪器外部清洁无尘，定期用非腐蚀性洗涤剂清洁仪器外壳和电缆线，注意勿让液体流入机器内部。

3. 避免频繁开关仪器，若患者只是暂停监护仪时，只需摘除监护电极扣便可，不必关机。

4. 工作人员在操作前需洗手，修剪指甲，以免损坏触摸按键或荧光屏。

5. 若打印的心电图太淡或深浅不一，可用沾有酒精的棉球清洗打印头表面，以去除上面残留的纸屑。

6. 监护仪的清洁

（1）关闭监护仪，断开与交流电的连接。

（2）使用柔软的棉球，吸附适量的清洁剂，如10%的漂白液或肥皂水等，擦拭显示屏和设备的表面，必要时可用清洁的干布擦去多余的清洁剂。

（3）用75%酒精擦拭电缆外表面及血氧探头表面，注意不要使液体流入电缆插头处，不可将探头全部浸入液体中。

（4）血压袖带的清洁方法为：先拿掉橡胶袋，用肥皂水清洗并漂洗干净后在空气中晾干。特殊情况下可用75%酒精浸泡30min后，再用清水漂洗后在空气中晾干。晾干后重新插入橡胶袋。

7. 不可用强溶剂，绝不可将任何部件直接浸泡在液体中，不要让液体进入监护仪的内部或任何接口。如若不小心将液体泼洒到监护仪上，应立即用干布擦干。

8. 若电缆有变质或损坏现象，应及时予以更换。

练习题

一、填空题

1. 五电极装置的电极片安放位置，分别为：RA _____、LA _____、V _____、RL _____、LL _____。

2. 报警的级别分为_____、_____和_____。

3. 三电极装置的电极片位置一般为：RA（白色）_____、LA（黑色）放置于_____、LL（红色）放置于_____。

4. 电极片长期应用易脱落，影响准确性及监测质量，应至少_____小时更换一次。

5. 当无创血压袖带连续使用_____小时以上，应注意袖带的更换、清洁、消毒。

6. $SpO_2 \leq 90\%$ 即为轻度低氧血症；SpO_2 在_____之间，为中度低氧血症；SpO_2 _____为重度低氧血症。

二、单项选择题

1. 连续监测的患者，必须做到每班放松1~2次，病情允许的情况下，最好每隔（ ）时间更换监测部位一次

    A. 1~2h   B. 3~4h   C. 4~6h   D. 6~8h

2. 进行心电监护安装电极时，选择的导联应明显显示

A. P 波   B. QRS 波   C. T 波   D. U 波

3. 在心电监护下发生室颤，应在

A. 2 分钟内除颤   B. 4 分钟内除颤   C. 5 分钟内除颤   D. 7 分钟内除颤

4. 下列哪项不能通过心电监护所能观察到

A. 心率快慢   B. 心律改变   C. ST 段改变   D. 脉搏强弱交替

5. 关于无创血压监测，下列哪项不正确

A. 无创性，重复性好   B. 自动测压，省时省力，易掌握

C. 能间接判断是否有心律失常   D. 可引起肢体神经缺血、麻木等并发症

6. 某急性心肌梗死患者行心电监护时，ECG 显示 QRS 振幅低，可能的原因为

A. 肌电干扰

B. 电磁干扰

C. 线路连接不良

D. 两个电极之一正好放在心肌梗死部位的体表投影区

7. 急性心肌梗死患者心电监护显示为"室颤"，立即抢救，第一步应

A. 口对口人工呼吸   B. 气管插管

C. 胸外按压   D. 电除颤

8. 下列关于心电监护技术操作错误的是

A. 操作之前首先评估患者

B. 电极片贴放位置不应影响安放起搏器和电除颤

C. 为患者测量血压时，可直接在有静脉输液的肢体上安装袖带

D. 要及时观察心电图波形并及时做好记录

9. 心电监护的直接目的是

A. 监测心率   B. 监测血压

C. 监测血氧饱和度   D. 及时发现、识别和确诊各种心律失常

10. 出现下列哪种情况时，心电图上出现明显 U 波

A. 高血钾   B. 低血钾   C. 高血钙   D. 低血钙

11. 下列哪一项不是 SpO_2 监测的操作要点

A. 传感器放在手指、足趾或耳郭

B. 调节适当的报警范围

C. 患者取舒适卧位，勿需清洁局部皮肤及指甲

D. 准备血氧饱和度监测仪

12. 心电监护电极片在放置过程中，不用避开下列哪个部位

A. 桡动脉   B. 起搏器部位   C. 除颤部位   D. 中心静脉插管部位

13. 下列哪项不属于 SpO_2 监测评估内容

A. 吸氧浓度   B. 指（趾）端循环   C. 进食时间   D. 皮肤完整性

14. 二度 I 型房室传导阻滞的特点为

A. PR 间期逐渐延长   B. R-R 间期逐渐缩短

C. 若干个心搏后又一 QRS 波群脱落　　D. 每个 P 波后均有一 QRS 波群

15. 房颤波的特点为

A. P 波消失，代之以 350~600 次/分，形态、间隔及振幅绝对不规则的 f 波

B. QRS 波群通常正常

C. R-R 间隔规则

D. 心室率通常在 100~160 次/分

16. 下列哪项心电图表现是室性心动过速的最重要依据

A. R-R 间期绝对规则　　　　　　　B. P-R 间期递增

C. 可见心室夺获与室性融合波　　　D. P 波与 QRS 波群无固定关系

17. 中度低氧血症时，SpO_2 的值为

A. 80%~85%　　B. 85%~90%　　C. 90%~95%　　D. >95%

18. 心脏骤停时的心电活动 2/3 是

A. 室颤　　　　B. 房颤　　　　C. 心电机械分离　　D. 室上性心动过速

19. 室性期前收缩的心电图特点，下列哪项是错误的

A. QRS 波群提前出现　　　　　　　B. T 波与主波方向相反

C. QRS 宽大畸形　　　　　　　　　D. 多为不完全代偿间歇

20. 三度房室传导阻滞是指

A. P 波均异常　　　　　　　　　　B. QRS 波群均异常

C. R 波频率大于 P 波频率　　　　　D. P 波与 QRS 波群无关

三、简答题

1. 心电监护系统主要观察指标有哪些？
2. 影响 SpO_2 监测准确性的因素有哪些？
3. 血压监护过程中的注意事项有哪些？

答案

一、填空题

1. RA 胸骨右缘锁骨中线第 1 肋间；LA 胸骨左缘锁骨中线第 1 肋间；V 胸骨左缘第 4 肋间；RL 右锁骨中线剑突水平处；LL 左锁骨中线剑突水平处。

2. 危急报警；警告报警；提示报警。

3. 电极放置于右锁骨下第 2 肋间，靠右肩；左锁骨下第 2 肋间，靠左肩；左下腹，或左锁骨下第 6、7 肋间或肋缘。

4. 48。

5. 72。

6. 85%~90%；≤85%。

二、单项选择题

1~5　DAADC　　6~10　DDCDB　　11~15　CACDC　　16~20　CBADD

三、简答题

1. 主要观察指标有：①定时观察并记录心率和心律；②观察心电图是否有 P 波，P 波的形态、高度和宽度有无异常；③测量 P-R 间期、Q-T 间期；④观察 QRS 波形是否正常，有无"漏搏"。QRS 振幅变化情况，一般应大于 0.5mV，才能触发心率计数；⑤观察 ST 段有无抬高或降低，如有异常发现应及时行床边十二导联心电图检查，以明确有无心肌缺血或心肌梗死的发生；⑥观察 T 波是否正常；⑦注意有无异常波形出现。

2. 影响因素有：①外部因素：监测传感器部分脱落时产生"黑色效应"，此时 SpO_2 监测值低于实际值；房间的亮度过高导致外来光线被传感器感知，影响 SpO_2 监测的准确性；监测部位的过度移动影响传感器信号的接收，从而影响 SpO_2 监测的准确性。②监测局部的血液循环情况：休克、局部低温、低血压或使用缩血管药物导致血管收缩，监测局部灌注不良时，可影响 SpO_2 监测的准确性。③监测局部的皮肤因素：皮肤色素的沉着也会对于 SpO_2 的数值有影响，如黑色素沉着，可造成 SpO_2 假性增高，染甲（黑或蓝色）或灰指甲可造成 SpO_2 假性降低。但皮肤黄染对 SpO_2 测定影响不大。④血液因素：异常血红蛋白血症（如碳氧血红蛋白）时 SpO_2 假性增高；血液内有色物质（如甲基蓝）可影响 SpO_2 监测的准确性；血液中存在脂肪悬液如（脂肪乳或异丙酚输注）可吸收部分光线，影响 SpO_2 监测的准确性；贫血在血细胞比容>15%时不影响 SpO_2 监测的准确性。

3. 血压监护时注意：①应选择好合适的袖带，以免因充气压力的差别造成测量结果的误差。②袖套包裹不能太紧或太松，松紧程度应以能够插入 1~2 指为宜。③每次测量时将袖带内残余气体排尽，以免影响测量结果。④血压测量侧肢体不应打点滴或有恶性创伤，否则会造成血液回流或伤口出血；对偏瘫患者，应在健侧手臂上测量。⑤测量时间分为自动监测和手动监测两种，自动监测时可自行设置监测时间，每 5min、10min、15min、1h、2h 等测压一次。⑥当无创血压袖带连续使用 72h 以上，请注意袖带的更换、清洁、消毒。⑦如果袖带捆绑的肢体与心脏不在同一水平，需要对显示的数值进行一下调整：肢体每高出心脏平面 1cm，需要在测得的血压数值上增加 0.75mmHg 左右，同样，肢体每低于心脏平面 1cm，需要在测得的血压数值上降低 0.75mmHg 左右。

附：心电监护流程

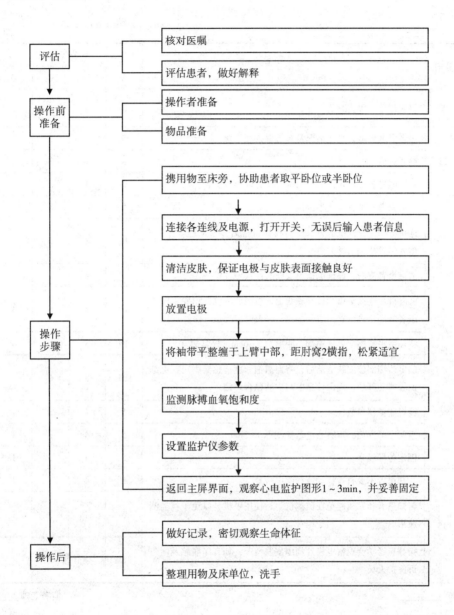

附：心电监护操作评分标准

班级＿＿ 学号＿＿ 姓名＿＿＿＿＿＿   成绩＿＿＿＿＿

项目	分值	操作要点	评分等级				得分
			A	B	C	D	
仪表	5	仪表端庄，服装整洁	5	4	3	1	
操作前评估	15	患者周围环境、光照情况及有无电磁波干扰	5	4	3	1	
		患者病情、意识状态	5	4	3	1	
		对清醒患者，告知监测目的及方法，取得患者合作	5	4	3	1	
操作步骤	65	协助患者取平卧位或半卧位	5	4	3	1	
		连接电源，打开电源开关，待机器自检后，自动进入主屏，输入患者相关信息	10	8	6	4	
		清洁患者皮肤，保证电极与皮肤表面接触良好	5		3	1	
		将电极片连接至监测仪导联线上，按照监测仪标识要求贴于患者胸部正确位置，避开伤口，必要时应当避除颤部位	10	8	6	4	
		将袖带平整缠于上臂中部，距肘窝 3~6cm，松紧适宜	10	8	6	4	
		确定监测部位皮肤清洁后，将血氧饱和度传感器固定在毛细血管搏动部位，确保传感器与皮肤贴合严密	10	8	6	4	
		设置监护仪参数	5	4	3	1	
		返回主屏界面，观察心电监护图形 1~3min	5	4	3	1	
		固定各导线	5	4	3	1	
操作后指导	15	告知患者不要自行移动或摘除电极片	5	4	3	1	
		告知患者和家属避免在监测仪附近使用手机，以免干扰监测波形	5	4	3	1	
		指导患者学会观察电极片周围皮肤情况，如有痒痛感及时告诉医护人员	5	4	3	1	

考核日期＿＿＿＿＿＿   监考老师＿＿＿＿＿＿＿

第六章　心脏电复律术

心脏电复律（cardioversion）是利用外源性电能治疗异位性心律失常，使之转复为窦性心律的方法。原理为短时间内高功率的电流通过胸壁或者直接通过心脏，使全部或大部分心肌细胞在同一时间除极，心脏电活动短暂地停止，以消除心脏任何部位的异位兴奋灶，由窦房结重新控制心律，转复为正常的窦性心律。最早称为心脏电除颤（defibrillation），用于消除心室颤动。心脏电复律已广泛用于终止各种室性和室上性快速性心律失常和消除室颤，使患者恢复窦性心律，其操作简单、使用安全、作用可靠，已成为临床常用急救技术，所使用的仪器称为电复律器或除颤仪。

【除颤仪的结构与原理】

除颤仪主要由低压电源（电池）、监视器、能量储存转换、除颤、记录等五大单元组成。除颤仪的电路结构包括电源、充电电路与放电电路，以及相应的控制电路。在电除颤时，除颤仪首先按选定的能量水平向电容器充电，形成数千伏的高电压，然后仪器再向人体心脏释放强大的瞬时电脉冲。

根据电流脉冲通过心脏的方向，除颤仪分为单相波除颤仪和双相波除颤仪，前者释放单向电流脉冲，后者释放两个方向相反的电流脉冲。

【电复律方式及除颤仪分类】

1. 按是否与 R 波同步来分

（1）非同步电复律（电除颤）：指不启用同步触发装置，除颤可在心电活动周期的任意时间进行，无需用 R 波来启动（因为这时没有振幅足够高、斜率足够大的 R 波），直接充电放电，用于室颤、室扑。功率可设在 200~360J。

（2）同步电复律：利用特殊的电子装置，自动检索 QRS 波群，以患者心电中 R 波来触发电流脉冲的发放，使放电发生在 R 波的下降支或 R 波开始后 30ms 以内，使电流仅在心动周期的绝对不应期中发放，从而避免在心室的易损期放电而诱发室颤，用于转复除心室颤动和扑动以外的各种快速性心律失常，如房颤、房扑、室上性、室性心动过速等。进行同步电复律时，心电监护仪上每检测到一个 R 波，屏幕上都会出现同步标识，充电完成后实施放电时，只有出现 R 波才会有放电脉冲。功率可设在 50~200J。

2. 按电极板放置的位置来分

（1）体内除颤仪：这种除颤方式是将电极板放置在胸内直接接触心肌进行除颤。早期除颤主要用于开胸心脏手术时直接电击心肌，这种体内除颤仪结构较简单。现代的体内除颤仪是埋藏式的，这与早期体内除颤仪不大相同，它除了能够自动除颤以外，还能自动进行心电的监护、心律失常的判断、疗法的选择。

（2）体外除颤仪：这种除颤仪是将电极放在胸外，间接接触心肌除颤。目前临床使用的除颤仪大都属于这一类型。

3. 按照放电方式可来分

（1）交流电转复：由于难以控制发放电量反易损伤心脏目前已不采用。

（2）直流电转复：先向除颤仪内的高压电容器充电，储存安全剂量的最大电能，然后在数秒钟内突然向心脏释放，使之复律。由于其电压、电能、电脉冲宽度控制在一定范围内，故比较安全。

4. 根据电流脉冲通过心脏的方向来分

（1）单相波除颤仪：单相波除颤仪又分为单相衰减正弦波型（monophasic damped sine waveform，MDS）除颤仪和单相切角指数波型（monophasic truncated exponential waveform，MTE）除颤仪。MDS 是最经典、最常见的单相除颤技术，除颤仪所释放的电流脉冲强度是逐渐衰减至基线水平的，波型如半个正弦曲线。因其电流峰值较大，故心肌功能损伤比较严重；对经胸阻抗的变化没有自动调整功能，故对高阻抗患者的除颤效果不理想；对心房颤动的转复能力较差。MTE 为急速下降。目前临床所使用的单相波除颤仪绝大多数为 MDS 除颤仪。

单相波除颤仪的缺点为：除颤需要的能量水平比较高，电流峰值比较大，对心肌功能可能造成一定程度的损伤；对人体经胸阻抗的变化没有自动调节功能，特别是对高经胸阻抗者除颤效果不佳。

（2）双相波除颤仪　即在除颤的一半过程，除颤波的极性倒转，形成两个相反方向的脉冲。双相波除颤仪又分为双相切角指数波型（biphasic truncated exponential waveform，BTE）除颤仪和双相方波型（rectilinear biphasic waveform，RBM）除颤仪。

BTE 特点：增加电流的均值，提高了除颤的成功率；电流峰值减少或相对"恒定"，降低了心肌功能损害的程度；能感应经胸阻抗的变化，通过时间代偿或电压补偿的方式，使高阻抗患者除颤成功率得到改善，近年来临床应用越来越广泛。

RBM 特点：利用数码电阻桥，自动测量人体阻抗，快速调节机内数控电阻值，使总阻抗保持基本不变，所以除颤电流可以保持稳定；以人体的经胸阻抗为基准，以最低的能量产生最合适的除颤电流，达到最佳的除颤效果和最小的心肌损伤。

5. 自动体外除颤仪（automated external defibrillator，AED）　AED 是获得早期除颤最有希望的方法，是一种便携式、易于操作，专为现场急救设计的急救设备。AED 有别于传统的除颤仪，可经内置电脑分析确定发病者是否需要予以电除颤，从仪器启动检测到发放有效的电除颤治疗只需 20～25s。

自动体外除颤仪（图 6-1）是指存在识别心脏骤停的自动心脏节律分析系统从而自动完成除颤的一种跨胸除颤仪。目前，自动体外除颤仪主要分为全自动和半自动、电击咨询系统除颤仪。

AED 的功能包括：

（1）自动迅速诊断：打开 AED，将除颤电极片贴好后，AED 能在 5～15s（平均 10s）迅速诊断患者心律，一旦确诊为室颤、室速，AED 便会自动发放视听警报进行提示；

（2）自动迅速治疗：AED 发放室颤、室速报警的同时，会自动充电，并有语音和演示

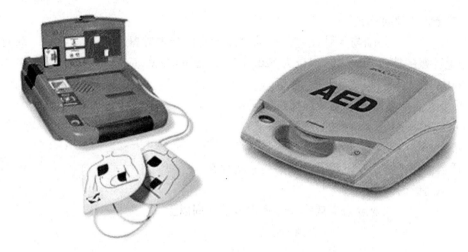

图 6-1 自动体外除颤仪

屏幕指导现场操作，10s 充电完毕后，AED 将自动发放电击除颤。

（3）自动同步语音提示：AED 自动诊断与治疗的整个过程大约需要 20s，同步均由清晰的语音提示，以防操作人员因经验不足而操作失误。

6. 除颤监护仪的性能参数

（1）最大储能值：是衡量除颤器性能的一项重要指标，是指高压充电电容的最大充电能量，它取决于电容本身的电容值及整个充放电回路的耐压。最大储能值一般为 250~360J。

（2）释放电能量：指除颤器实际向患者释放电能的多少，它直接关系到实际除颤剂量。能量储存多少并不等于能给患者释放多少，在释放电能时，电容器的阻抗、电极和皮肤接触阻抗、电极接插件的接触阻抗等都要消耗能量，所以对不同的患者（相当于不同的释放负荷），同样的储存电能就有可能释放出不同的能量。

（3）最大充电时间：指对于一个完全放电的电容充电到最大储能值所需要的时间。充电时间越短，便可缩短抢救和治疗的准备时间，但因受电源内阻的限制，不可能无限度地缩短，目前国际上要求最大充电时间不大于 15s。

（4）最大释放电压：指除颤器以最大储能值向一定负荷释放能量时在负荷上的最高电压值。

（5）能量损失率：除颤器高压充电电容充电到预选能量值之后，在没有立即放电的情况下，随着时间的推移，会有一部分电流泄露掉，造成能量的损失。

（6）充电或内部放电对心电监护仪的干扰：在心电监护过程中，电容充电或内部放电期间，对心电信号的检测都会有一定的影响。要求当监护仪的显示灵敏度为 10mm/mV 时，在监护仪上显示的任何可见干扰的峰值都不应超过 2mm。

【适应证】

1. 非同步直流电转复适应证（紧急适应证）

（1）心室颤动。

（2）心室扑动。

（3）无脉性室性心动过速。

心室颤动、心室扑动与无脉性室性心动过速为非同步电除颤的绝对适应证。双向波除颤仪常用电除颤的能量为成人首剂量为 120~200J，若不成功，应逐渐增加剂量，单相波首剂量为 360J。小儿患者以 2~4J/kg 为宜。

2. 同步直流电复律适应证（选择适应证）

（1）心房颤动：患者应符合下列条件之一。

1）心室率快，药物治疗无效。

2）适当的洋地黄治疗下仍有严重心力衰竭存在。

3）房颤持续时间不超过 1 年。

4）左心扩大不明显或二尖瓣病变经手术救治 6 周以上。

5）甲状腺功能亢进患者已用药物控制。

6）预激综合征合并快室率房颤。

所需能量双相波首剂量为 120~200J；单相波首剂量为 200J。

（2）心房扑动：药物治疗无效或伴有心室率快、血流动力学状态恶化的患者。所需能量首剂量为 50~100J，若首次电击失败，应逐渐提高剂量。

（3）阵发性室上性心动过速：经药物治疗无效，且心功能和血流动力学障碍者，所需能量首剂量为 50~100J，若首次电击失败，应逐渐提高剂量。儿童起始能量为 0.5~1J/kg，如不成功，增加至 2J/kg。

（4）室性心动过速：所需首剂量能量为 100J 的单相波形或双向波形。若首次电击失败，应逐渐增加剂量。儿童开始能量为 0.5~1J/kg，如不成功，增加至 2J/kg。

【禁忌证】

1. 非同步直流电复律禁忌证　不应用于室性心动过速或室颤以外的其他心律失常。

2. 同步直流电复律禁忌证

（1）洋地黄过量所致的心律失常：洋地黄可以使直流电所致的室性心动过速的域值下降，电击后可引起心室纤颤等严重的心律失常，是同步电复律的绝对禁忌证。

（2）严重低钾血症可使室颤阈值降低。

（3）病态窦房结综合征合并的心律失常，所谓快-慢综合征，一般禁用电复律。必需转复时，需先安置心内电极起搏后再行药物或电转复。

（4）二尖瓣病变伴巨大左心房或大量反流。

（5）明显心力衰竭或心脏扩大。

【操作程序】

1. 操作前准备

（1）评估患者：评估患者是否突然发生意识丧失、抽搐、发绀、大动脉搏动消失，了解心电图是否为室颤、室速。同时评估患者胸部皮肤有无炎症和损伤，贴放心电监测的电极片时，应避开除颤部位。

（2）患者及家属准备：向患者及其家属说明病情、电复律目的、过程及可能发生的并发症，征得家属同意（急救时可事后向家属说明），并签署知情同意书。术前给予充分吸氧，建立静脉通道，做 12 导联心电图，去除患者身上（除心电监护以外）其他医疗器械，并注意保暖。吸氧 5~15min，以增加安全性。

（3）操作者准备：衣帽整洁，戴口罩，摘下手表及身上金属饰品。洗手后必须保持干燥，必要时戴手套。

（4）物品准备：除颤仪（处于完好备用状态）、导电糊或生理盐水浸湿的纱布垫、心电监护仪、必要时备其他所需的抢救设备和药品。

（5）环境准备：环境宽敞明亮，清洁安全，室温不低于 18℃。

（6）电极板：除颤仪的电极板多为大小两对，分别适用于成人和儿童。成人电极板有圆形、椭圆形和方形，最大直径为 8~10cm，也可用于体重超过 10kg 和年龄大于 1 岁的儿童。用于儿童的电极板也有不同的形状，最大直径 4~6cm，可用于体重小于 10kg 和年龄小于 1 岁的儿童。

体外电复律时电极板放置的位置有两种，一种是前-侧位（图 6-2），标有"APEX"或"心尖"的电极板放在左腋中线第 5 肋间（心尖部），标有"STERNUM"或"胸骨"的电极板放在胸骨右缘 2~3 肋间（心底部）；另一种为前-后位（图 6-3），即标有"STERNUM"或"胸骨"的电极板放在左/右背部肩胛下区，标有"APEX"或"心尖"的电极板放在胸骨左缘 3~4 肋间水平。两块电极板之间的距离不应<10cm，电极板应紧贴患者皮肤并施加约 10kg 左右的压力，不能留有空隙，边缘不能翘起。使用时电极板先均匀涂抹导电糊，也可用盐水纱布，紧急时甚至可用清水，但绝不能用酒精，以免引起皮肤烧伤。两个电极板之间应保持干燥，避免因导电糊或生理盐水相连而造成短路。同时，应保持电极板把手的干燥，不能沾上导电糊或盐水，而误伤操作者。

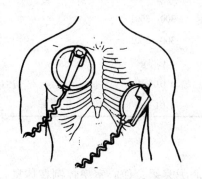
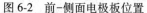

图 6-2　前-侧面电极板位置

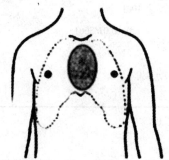
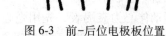

图 6-3　前-后位电极板位置

2. 操作步骤

（1）非同步电复律

1）摆放复苏体位，检查并去除患者身上的金属物质、导电物质，松解衣扣，暴露胸部。

2）连接心电监护仪，确认患者存在心室颤动。

3）打开除颤仪电源，将除颤仪设置为非同步状态。

4）能量选择，成人双相波首剂量为 120~200J，单相波首剂量为 360J。儿童首剂量为 2J/kg，第二次及以后为 4J/kg（表6-1）。

5）电极板上均匀涂抹导电糊或包上浸有盐水的纱布垫。

6）充电。

7）放置电极板：前-侧位，左侧锁骨中线 4~5 肋间，右侧锁骨中线 2~3 肋间。

8）放电：确认处于"非同步"状态，正确放置电极板；放电前操作者应声明："你离开，我离开，大家都离开"，并断开其他不必需的仪器，以防工作人员或仪器遭电击。放电时双手同时按下"放电"键，并向下施以 10kg 左右的压力，使电极板和皮肤贴合紧密并保持几秒。

9）继续 CPR，同时观察患者心电活动，描记心电图，判断除颤是否成功，并决定是否需要再次除颤；成人最大能量为 360J，儿童为 4J/kg。

10）除颤完毕，关闭除颤仪电源，将电极板擦干净，收存备用；用纱布擦净患者皮肤；整理用物。

11）做好记录。

表 6-1　推荐的除颤的初始能量和随后的能量选择

心脏节律	初始能量	随后的能量选择
成人房颤	120J	200，300，360J
成人房扑	50J	100，200，300，360J
成人心动过速	50J	100，200，300，360J
室性心动过速	100J	300，360J
室颤	120~200J/360J	300，360J
儿童室上速	0.5J/kg	1.0J/kg
儿童室速	0.5J/kg	4.0J/kg
儿童室颤	2.0J/kg	4.0J/kg

（2）同步直流电复律

1）心房颤动伴心力衰竭者，先用强心药、利尿药控制心力衰竭，使心室率控制在休息状态下 70~80 次/分，复律前两天停用强心药、利尿药，复律后视病情需要可再次电复律。应完善心脏超声检查除外心房内血栓。

2）复律的前 1~2d 口服奎尼丁 0.2g，观察有无过敏反应。如无过敏反应，则于复律的前一天 6am-2pm-10pm 和复律当日 6am 共 4 次服奎尼丁，每次 0.2g，服药前、后均应认真观察病情，监测心率、血压、心电图。

3）术前一天测血清钾，必要时补钾。

4）术日晨禁食，排空膀胱，术前 1~2h 服少量镇静药，术前半小时高流量吸氧。

5）术前建立静脉通路，备好复苏用物。

6）患者去枕平卧于绝缘的硬板床上，检查并去除身上的金属及导电物质，松开衣扣，暴露胸部。了解患者有无安装起搏器。

7）术前描记 12 导联心电图以供对照。

8）连接除颤仪导线，打开电源开关，选择 R 波较高的导联进行观察，测试同步性能。将除颤仪设置为同步状态，按下"sync"键，则同步放电信号应在 R 波降支的 1/3 处。

9）缓慢静脉注射地西泮 0.3~0.5mg/kg，同时嘱患者数数"1，2，3⋯⋯"，至患者出现嗜睡、睫毛反射消失。

10）按"energy select"，根据不同心律失常类型选用不同的能量。

11）按压"充电"按钮。

12）电极板放置位置和方法同非同步电复律。

13）放电方法同非同步电复律，如不成功，可增加电能量，再次电击。

14）除颤完毕，开关置于"OFF"位置，关闭电源。洗手，整理用物，并记录。

15）复律成功后，仍应观察患者血压、心率、心律、呼吸，直至患者清醒。清醒后让患者活动四肢，观察有无肢体栓塞现象。

【注意事项】

1. 如为小儿除颤时，可拆除成人电极板，使用小儿型电极板。

2. 在行电复律时去除患者身上所有金属及导电物质，任何人不能接触患者及病床，施术者电击时仅能握电极板手柄，切不可接触患者或病床，不要接触盐水纱布或将导电糊涂在电极板以外的区域，以免受到电击。

3. 如发现患者为细颤波，应用肾上腺素 1mg 静脉推注使细颤波变为粗颤波，再施行电除颤。

4. 电复律时应保持患者呼吸道通畅，心跳呼吸骤停者应进行人工呼吸和胸外心脏按压，必要时可中断 CPCR，但时间不应超过 10 秒。

5. 同步电复律的能量水平 常选用 100J，最高为 200J。房颤双相波首剂量为 120~200J；单相波首剂量为 200J。房扑首剂量 50~100J。室上性心动过速首剂量为 50~100J，儿童起始能量为 0.5~1J/kg。室性心动过速首剂量 100J 的单相波形或双向波形，儿童开始能量为 0.5~1J/kg。总之应选用最适宜的能量水平，能量越大，成功率越高，但术后并发心律失常也愈高，心肌损伤也愈严重。

6. 非同步电除颤首次选择能量为 单向波 360J，双向波 200J。

7. 心跳呼吸骤停患者行电除颤仅是救治的一部分，其前后应尽可能减少心肺复苏术的中断。

8. 电复律时保持两电极板的间隔>10cm，电极板与患者皮肤紧密接触，避开内置式起搏器部位；放电之前确认患者身体与其他导体绝缘，警告其他抢救人员与患者脱离接触。

9. 除颤完毕应将旋钮转选择键至 OFF。

10. 电复律后继续观察心率、心律、呼吸、血压、面色、肢体情况及有无栓塞表现，并做好记录。

11. 电复律后能否立即转复为窦性心律，与以下几个因素有关 复律脉冲具有足够的能量、窦房结有形成起搏冲动的能力、异位起搏点兴奋性的降低和心房肌或房室束传导通路有正常的传导功能等。

12. **妊娠期间的电复律** 患者妊娠期间亦可发生多种快速心律失常，需电击治疗。在电复律时，到达胎儿心脏的电能很小，引起胎儿室颤的概率很低，国内外均有报道孕妇接受多次高能电复律治疗后，分娩的婴儿正常，说明怀孕期间电复律是安全的。但实施电复律时仍应监测胎儿心电图，尽量选择低有效电能量。

13. **除颤仪的处理**

（1）用后及时用75%酒精擦拭电极板和导联线，保证电极板和导联线的清洁。

（2）整理导联线、备用的心电纸、导电糊、电极贴等，注意不要混放，以免损坏导联线。

（3）用后将除颤仪放在指定的位置，及时充电，保证除颤仪电量充足。

【复律后护理】

1. **休息** 嘱患者卧床休息24h，必要时给氧。

2. **饮食** 清醒后2h内暂不进食，以免引起恶心、呕吐。之后给予高热量、高维生素、易消化饮食，保持大便通畅。

3. **病情监测**

（1）持续心电监护24h。

（2）每30min记录心率、心律和血压一次。

（3）密切观察神志、瞳孔、呼吸、血压、皮肤以及肢体活动情况。

（4）观察有无并发症的发生。

4. **药物护理** 复律成功后指导患者服用奎尼丁（或洋地黄及其他抗心律失常药物）0.2g每6~8h一次，以维持窦性心律。

【常见并发症】

1. **皮肤灼伤** 偶合剂涂抹要均匀；电极板与皮肤应紧密接触；尽量避免反复除颤。一般无需特殊处理，3~5d可自行缓解，严重者可涂烫伤膏保护创面。

2. **心肌损伤** 心肌损伤多因使用过大电击能量或反复多次电击所致，表现为心电图ST-T改变，肌钙蛋白及血清酶（CK-MB、LDH等）轻度升高，历时数小时或数天。应尽可能使用最低有效地电能量，轻者可密切观察，重者予以相应心肌保护性药物治疗，并监测心律失常或心力衰竭。

3. **急性肺水肿** 急性肺水肿常在电击后1~3h内发生。患者电转复为窦性心律后，右心房的收缩比左心房有力（左心房长期明显扩大后恢复较慢），以致右心室到达肺循环的血流量超过左心室排出量而发生肺水肿。发生肺水肿后应立即予以相应处理。

4. **低血压** 低血压的发生率为1%~3%，多见于高能量电击后。大部分在数小时内可自行恢复，如果血压持续较低，严重影响重要脏器血流灌注时，可静脉滴注升压药物多巴胺。

5. **心律失常** 电复律后的心律失常较为常见。非持续性室性心动过速的发生率约为5%，多见于非器质性心脏病者；持续性室性心动过速仅发生于有室性心动过速或心室颤动病史的患者；而非同步除颤和极少数同步电复律也可诱发心室颤动；室性心律失常的发生可能与洋地黄中毒、低钾血症有关，而与电击次数无关，所以无法用抗心律失常药进行预防，相反，抗心律失常药还可诱发新的心律失常。

及时纠正电解质与酸碱平衡，特别是低钾、低钠、酸中毒等；对心室颤动波幅微小的患者，应立即进行 CPR，以及肾上腺素 1mg 静脉推注，待心室颤动波波幅增大时再给予除颤；若发生传导阻滞、窦性停搏、窦房阻滞时可给予异丙肾上腺素或阿托品，以提高心室率，改善传导。

6. 肺循环和体循环栓塞　发生率为 1.2%~5%，多发生于房颤持续时间较长，左心房显著增大的患者，尤其术前未接受抗凝治疗者。一般发生在复律后 24~48h 内，但由于电复律后心房的机械收缩功能可延迟恢复，故栓塞可在电复律后 2 周内发生。

【维护和保养】

1. 设专人维护和保养除颤仪，由正常班护士负责每日的清洁与消毒。

2. 在电复律前要确认显示日期、时间是否正确，心电图纸是否装好。

3. 电极板的清洁与擦拭　每次使用之后都要及时对其进行清洁擦拭。在确定除颤仪关闭后，取下金属电极板，用湿软巾和含氯消毒剂进行擦拭，待干燥后，重新将电极板置于卡槽中。在对电极板进行清洁擦拭过程中，应注意不要损伤电极板。

4. 控制面板及屏幕的清洁与保养　除颤仪外壳和屏幕应保持不受尘土污染，可用无绒软布或用清洁剂浸润的海绵进行擦拭。在清洁过程中，要注意切不可将液体直接倒在仪器上，确保仪器内部不得进入任何液体。除颤仪上的各类电缆插座，擦拭时要特别小心，不得有水进入。

5. 电池的充电与更换　除颤仪可用交流电，也可用电池供电，电池装入除颤仪后，应先充电 24h 以保证电池达到全容量，平时应将除颤仪与交流电源相连，即为电池充电。电量耗尽的电池，3.5h 即可充满。充电时应注意环境温度（一般为 0~40℃），温度过低将影响电池充电。除颤仪在没有连接交流电源情况下存放超过 1 个月时，首先要将电池充电 48h，然后将其从仪器中取出，置于阴凉、干燥的地方，但不宜于零摄氏度以下存放。每 6 个月对存放的电池充电至少 24h，以确保电池不会在存放期间放电完全。当仪器内置电池取出时，应立即在仪器上标明，此时需连接交流电才能工作。

关闭除颤仪进行充电，4h 即可完成对电池的充电，当开启除颤仪需 24h 才能完成充电，尽可能使用充满电的除颤仪，否则影响电池使用寿命。

6. 除颤手柄的清洁　要特别注意每次使用后对除颤手柄的清洁，除颤后除颤手柄上残留的导电糊会对心电监护信号有干扰，并且有可能使操作者遭到意外电击。应保持除颤手柄清洁。

7. 电源线及导联线的维护　可用沾有中性肥皂水的软布擦拭，擦干后自然晾干；再用不脱绒软布沾取次氯酸钠溶液进行消毒，擦干后自然风干。检查所有电缆、接头是否良好，电缆有没有划伤、磨损、并且有没有缠绕、打结。

8. 保持除颤仪干净整洁，上面禁止放置任何物品。

练 习 题

一、填空题

1. 根据电流脉冲通过心脏的方向，除颤仪分为_____和_____。

2. 除颤仪电极板位置的放置，前—侧位即：标有"APEX"的电极板放置于_____，标有"STERNUM"的电极板放置于_____；前—后位即：标有"STERNUM"的电极板放置于_____，标有"APEX"的电极板放置于_____。

3. 两块电极板之间的间隔_____。

4. 同步除颤仪以心电图上_____波触发除颤仪放电。

5. 电池装入除颤仪后，应先充电____小时以保证电池达到全容量。电量耗尽的电池，_____小时即可充满。

6. 儿童除颤首剂量为_____，第二次及以后为_____。

二、单项选择题

1. 电除颤的原理是

A. 恢复患者肺部通气   B. 恢复患者正常血流

C. 消除异位心律，阻断折返激动   D. 恢复患者肺部通气及血流

2. 室颤时采用的工作模式为

A. 同步   B. 先同步后非同步   C. 先非同步后同步   D. 非同步

3. 电除颤的适应证不包括下列哪项

A. 室颤   B. 心肌缺血

C. 房颤   D. 药物及其他方法治疗无效的室速

4. 除颤仪不包括下列哪个按键

A. 自动开关机按钮   B. 充电按钮

C. 电击按钮   D. 能量选择按键

5. 给患者进行电除颤时，下列说法哪种是错误的

A. 除颤时远离水及导电材料   B. 用酒精清洁并擦干除颤部位皮肤

C. 放置电极板部位应避开瘢痕、伤口   D. 手持电极板时，两极不能相对

6. 对心脏骤停的成人患者施行首次单相波电除颤时一般除颤电能为

A. <200J   B. 200J   C. 300J   D. 360J

7. 关于非同步直流电除颤，不正确的是

A. 首次能量选用250J

B. 最大的除颤能量为360J

C. 急性心肌缺血引起的室颤，除颤易于成功

D. 如室颤为细颤，可给予肾上腺素，使之变为粗颤再行电除颤

8. 心室颤动/无脉性室性心动过速治疗时，推荐电击次数为

A. 1 次　　　　　　B. 3 次　　　　　　C. 2 次　　　　　　D. 4 次

9. 电除颤后所致急性肺水肿一般发生于复律后

A. 1~3h　　　　　　B. 3~5h　　　　　　C. 5~7h　　　　　　D. 7~9h

10. 使用双向波除颤仪，电击能量选择为

A. 100J　　　　　　B. 100~150J　　　　C. 150~200J　　　　D. 300J

11. 电击后显示器心电图转为窦性心律时

A. 心电图上可见 Q 波　　　　　　　　　B. 心电图上可见 R 波

C. 心电图上可见 P 波　　　　　　　　　D. 心电图上可见 S 波

12. 电除颤的并发症不包括以下哪种

A. 心律失常　　　　B. 心肌损伤　　　　C. 肺和体循环栓塞　　D. 头部损伤

13. 对于室颤的患者，双相波电击的能量应为

A. 200J　　　　　　B. 220J　　　　　　C. 300J　　　　　　D. 360J

14. 下列关于电除颤说法错误的是

A. 两电极板位置间隔>10cm　　　　　　B. 放电前有人接触患者

C. 注意擦干皮肤　　　　　　　　　　　D. 电极板位置正确，贴紧皮肤

15. 除颤仪的组成不包括以下哪项

A. 电源　　　　　　　　　　　　　　　B. 蓄电池和放电装置

C. 心电显示器　　　　　　　　　　　　D. 导电糊

16. 除颤仪的保养不包括以下哪项

A. 恢复除颤仪的出厂设置　　　　　　　B. 清洁记录仪打印头

C. 维护电池　　　　　　　　　　　　　D. 清洁一起表面、电极板

17. 除颤所致肺和体循环栓塞一般发生在复律后

A. 6~8h　　　　　　B. 12~24h　　　　　C. 24~48h　　　　　D. 48~72h

18. 一名 85 岁女性突然倒地，10min 后急救人员赶到现场并开始为该患者进行 CPCR。监护仪显示该患者存在细小的（低幅）室颤，接下来急救人员应

A. 积极实施至少 5min 的 CPCR，然后尝试除颤

B. 实施气管插管，然后尝试除颤

C. 在患者心前区锤击三次，同时观察监护仪和患者的反应

D. 在实施 CPCR 的同时准备除颤器，尽快除颤

19. 对目击心脏骤停的患者，正确的电除颤的策略是

A. 连续 3 次除颤　　　　　　　　　　　B. 盲目除颤

C. 尽早连续 3 次除颤　　　　　　　　　D. 先行 2 分钟的 CPCR，再行除颤

20. 如患者带有植入性起搏器，电极板位置应避开至少

A. 3cm　　　　　　　B. 5cm　　　　　　C. 8cm　　　　　　D. 10cm

三、简答题

1. 自动体外除颤仪的功能有哪些？

2. 电除颤常见的并发症有哪些？

3. 电复律禁忌证有哪些？

答案

一、填空题

1. 单相波除颤仪；双相波除颤仪。

2. 左腋中线第 5 肋间（心尖部）；胸骨右缘 2~3 肋间（心底部）；左/右背部肩胛下区；胸骨左缘 3~4 肋间水平。

3. >10cm。

4. R。

5. 24；3.5。

6. 2J/kg；4J/kg。

二、单项选择题

1~5 CDBAB 6~10 DDAAC 11~15 CDABD 16~20 ACDDD

三、简答题

1. AED 的功能：①自动迅速诊断：打开 AED，将除颤电极片贴好后，AED 能在 5~15s（平均 10s）迅速诊断患者心律，一旦确诊为室颤、室速，AED 便会自动发放试听警报进行提示；②自动迅速治疗：AED 发放室颤、室速报警的同时，会自动充电，并有语音和演示屏幕指导现场操作，10s 充电完毕后，AED 将自动发放电击除颤；③自动同步语音提示：AED 自动诊断与治疗的整个过程大约需要 20s，同步均由清晰的语音提示，以防操作人员因经验不足而操作失误。

2. 常见并发症有：①皮肤灼伤；②心肌损伤；③急性肺水肿；④低血压；⑤心律失常；⑥肺循环和体循环栓塞。

3. 禁忌证有：①非同步直流电复律禁忌证，不应用于室性心动过速或室颤以外的其他心律失常。②同步直流电复律禁忌证：a. 洋地黄过量所致的心律失常；b. 严重低钾血；c. 病态窦房结综合征合并的心律失常，所谓快-慢综合征，一般禁用电复律；d. 二尖瓣病变伴巨大左房或大量反流；e. 明显心力衰竭或心脏扩大。

附：电除颤操作流程

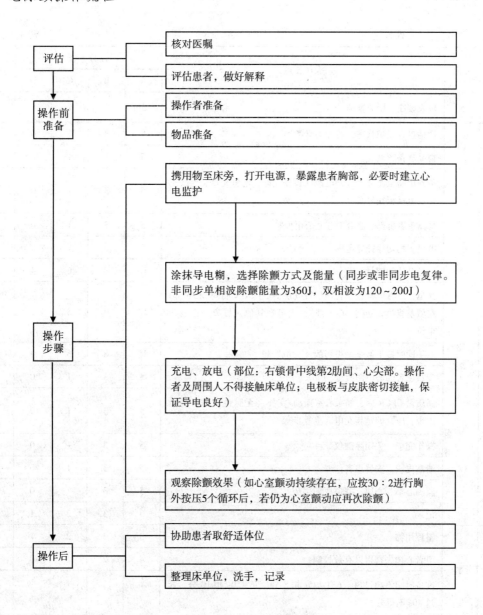

附：电除颤操作评分标准

班级____ 学号____ 姓名_____　　　　　　　　　　　　　成绩_____

项目	分值	操作要点	评分等级				得分
			A	B	C	D	
仪表	5	仪表端庄，服装整洁	5	3	1	0	
评估	10	评估患者意识状态、心律失常类型	5	3	1	0	
		物品准备齐全	5	3	1	0	
操作步骤	78	备齐用物至床旁，打开电源（设备完好，电量充足、连线正常、电极板完好）	5	3	1	0	
		暴露患者胸部，必要时建立心电监护	5	3	1	0	
		电极板均匀涂抹导电糊	5	3	1	0	
		选择合适的能量	10	8	6	4	
		充电：放置电极板于合适位置（胸骨右缘第2肋间-心底部；左腋前线第5肋间-心尖部）；大声嘱其他人员离开患者床单位	15	10	5	1	
		双手同时按下两个电极板的"放电"键	10	8	6	4	
		观察患者的心电图改变	5	3	1	0	
		高质量CPCR后，如果心室颤动/室扑（无脉性室速）持续出现，应立即重新充电，重复步骤	5	3	1	0	
		操作完毕，关闭除颤仪	5	3	1	0	
		清洁皮肤，安置患者	5	3	1	0	
		监测心率、心律，并遵医嘱用药	5	3	1	0	
		记录	3	3	2	1	
评价	7	整理用物	3	3	2	1	
		患者心律失常得以有效控制	4	2	1	0	
		准备时间不超过30s（31~35s扣5分，36~40s扣10分，超过40s不得分）					

考核日期_____　　　　　　　　　　　　　　　　　　监考老师_____

第七章 洗 胃 术

洗胃术（gastrolavage）是将含一定成分的液体经口饮入或通过胃管灌入胃内，混合胃内容物后排出，进行反复冲洗以排出胃内容物、减轻或避免毒物吸收的一种方法。对于急性中毒如吞服有机磷、无机磷、生物碱、巴比妥类药物等，洗胃是一项极其重要的抢救措施。目前临床上常用的洗胃方法有口服催吐洗胃法、鼻饲法、胃管虹吸法、插入胃管自动洗胃机洗胃和剖腹洗胃等。

【洗胃术概述】

1. 目的

（1）迅速清除胃内毒物或刺激物，避免毒物吸收。

（2）将胃内滞留的食物排出，减轻胃黏膜水肿。

（3）为一些特殊手术或检查做准备。

2. 洗胃液的选择

（1）温水或生理盐水：对毒物性质不明的急性中毒者，应抽出胃内容物尽快送检验，洗胃液选用温开水（25~38℃）或生理盐水，待毒物性质确定后，再采用对抗药洗胃。

（2）碳酸氢钠溶液：一般用2%~4%尝试的溶液洗胃，常用于有机磷农药中毒，能促使其分解从而失去毒性。但敌百虫中毒时禁用，因敌百虫在碱性环境中能变成毒性更强的敌敌畏。

（3）高锰酸钾溶液：为强氧化剂，一般用1∶5000的尝试常用于急性巴比妥类药物、阿托品及蕈类中毒。但有机磷对硫磷（1605）中毒时，不宜用高锰酸钾溶液洗胃，因能使其氧化成毒性更强的对氧磷（1600）。

其他药物中毒可参考表7-1。

表 7-1 临床常见药物中毒及洗胃溶液应用表

毒物种类	灌洗溶液	禁忌药物
酸性物	镁乳、蛋清水、牛奶	强酸药液
碱性物	1%~5%醋酸、白醋、蛋清水、牛奶	强碱药液
敌敌畏	2%~4%SB、1%盐水、1∶15 000~1∶20 000 高锰酸钾洗胃	
1605、1059、乐果（4049）	2%~4%SB	高锰酸钾
敌百虫	1%盐水、1∶15 000~1∶20 000 高锰酸钾	碱性药液
DDT、666	温开水或等渗盐水洗胃、50%硫酸镁导泻	油性泻药
氰化物	3%过氧化氢饮吐、1∶15 000~1∶20 000 高锰酸钾洗胃	
巴比妥类（镇静催眠药）	1∶15 000~1∶20 000 高锰酸钾洗胃，硫酸钠导泻	
异烟肼	同上	

续　表

毒物种类		灌洗溶液	禁忌药物
灭鼠药	1. 磷化锌	1:15 000～1:20 000 高锰酸钾洗胃、0.1%～0.5%硫酸铜洗胃，0.5%～1%硫酸铜溶液每次 10ml，每 5～10 分钟服一次，刺激舌根引吐	鸡蛋、牛奶、脂肪及其他油类食物
	2. 有机氟类（氟乙酰胺等）	0.2%～0.5%氯化钙或淡石灰水洗胃、硫酸钠导泻，饮用豆浆、蛋白水、牛奶等	
	3. 抗凝血类（敌鼠钠等）	催吐、温开水洗胃、硫酸钠导泻	碳酸氢钠溶液
除虫菊酯类		催吐、2%～4%SB 洗胃、活性炭 60～90g 用水调成糊状注入胃内、硫酸钠或硫酸镁导泻	
河豚、生物碱		1%活性炭悬浮液	
发芽马铃薯、毒蕈		1%～3%鞣酸	
酚类、石炭酸、来苏尔（煤酚皂）		温水、植物油洗胃至无酚味为止。1:15 000～1:20 000 高锰酸钾洗胃洗胃后多次服用牛奶、蛋清水	液状石蜡

3. 临床常用洗胃的方法
（1）口服催吐洗胃术。
（2）胃管洗胃术。
（3）自动洗胃机洗胃。

【口服催吐洗胃术】

1. 适应证
（1）意识清醒、具有呕吐反射，且能合作配合的急性中毒患者，应首先鼓励其口服催吐洗胃。
（2）口服毒物时间不久，2h 以内效果最好。
（3）在现场自救无胃管时。

2. 禁忌证
（1）意识障碍者。
（2）抽搐、惊厥未控制之前。
（3）患者不合作，拒绝饮水者。
（4）服腐蚀性毒物及石油制品等急性中毒者。
（5）合并有上消化道出血、主动脉瘤、食管静脉曲张等。
（6）孕妇及老年人。

3. 操作程序
（1）首先做好患者思想工作，具体说明要求和方法，以取得配合，有利于操作顺利进行。

（2）患者取坐位，口服洗胃液 300~500ml，至患者感胀饱为度。

（3）随即取压舌板或竹筷子（均用纱布包裹）刺激患者咽后壁，即可引起反射性呕吐，排出洗胃液或胃内容物。如此反复多次，直至排出的洗胃液清晰无味为止。

4. 注意事项

（1）催吐洗胃要当心误吸，剧烈呕吐可能诱发急性上消化道出血。

（2）要注意饮入量与吐出量大致相等。

【胃管洗胃术】

胃管洗胃术是将胃管从鼻腔或口腔插入，经食管到达胃内，经胃管先吸出毒物后再注入洗胃液，并将胃内容物排出，以清除毒物的一种洗胃方法。口服毒物的患者有条件时应尽早插胃管洗胃。一般在服毒后 6h 内洗胃效果最好，但当服毒量大、所服毒物吸收后可经胃排出、服用吸收缓慢的毒物、胃蠕动功能减弱或消失时，因部分毒物仍残留于胃内，即使超过 6h，仍需洗胃。

1. 适应证

（1）催吐洗胃无效或有意识障碍、不合作者。

（2）留取胃液标本送毒物分析者应首选胃管洗胃术。

（3）凡口服毒物中毒且无禁忌证者均应采用胃管洗胃术。

2. 禁忌证

（1）吞服强酸、强碱及其他对消化道有明显腐蚀作用的毒物中毒，切忌洗胃，以免造成穿孔。

（2）伴有上消化道出血、食管静脉曲张、主动脉瘤、严重心脏疾病等患者。

（3）中毒诱发惊厥未控制者。

（4）酒精中毒，因呕吐反射亢进，插胃管时容易发生误吸，故慎用胃管洗胃术。

3. 操作程序

（1）评估患者

1）全身情况：评估患者的意识状况和生命体征。有无肝硬化伴食管胃底静脉曲张、近期内有无上消化道出血及胃穿孔、有无食管梗阻及胃癌等。服用毒物或药物的名称、剂量和时间，是腐蚀性毒物（如强酸和强碱）中毒，还是非腐蚀性毒物中毒，如有机磷和镇静催眠药等，及洗胃的原因等。

2）局部情况：评估患者口鼻腔黏膜有无炎症、损伤或其他情况。

3）心理状态：评估患者有无紧张、焦虑和恐惧等情绪。对插入胃管洗胃术的态度。

4）健康知识：评估患者对食入毒物中毒及插入胃管洗胃术相关知识的了解状况。

（2）操作前准备

1）操作者准备：衣帽整洁，仪表端庄，洗手，戴帽子和口罩，必要时穿塑料或橡胶围裙。熟悉洗胃术的操作要求。

2）患者准备：清醒患者做好解释工作，取得配合，缓解紧张情绪。有活动性义齿应取下，治疗巾围于患者颌下，置弯盘于患者口角处，胸前垫以橡胶单和治疗巾，并予以固定。

3）用物准备：漏斗形洗胃管、镊子、液状石蜡、纱布、弯盘、棉签、压舌板、开口器、1%麻黄碱滴鼻液、听诊器等，量杯内盛有洗胃液。

（3）核对患者：备齐用物携至床旁，核对患者床号和姓名。清醒患者做好解释安抚工作。

（4）操作过程

1）体位：插胃管时，清醒患者取坐位或半坐位。洗胃时患者平卧位，头偏向一侧，中毒较重的患者可左侧卧位，昏迷患者，采取去枕平卧位，头偏向一侧，保持口低于咽喉部以防止胃液进入气管。

2）插入胃管：测量长度，液状石蜡倒纱布上润滑胃管前段15~20cm，左手用纱布捏着胃管，右手用纱布裹住胃管5~6cm处，嘱患者开口，自口腔或鼻腔（昏迷患者）缓缓插入。昏迷患者，应在上下门齿间放入牙垫或在臼齿处放入开口器打开口腔，舌后坠者可用舌钳将舌拉出。胃管插入10~15cm（咽喉部）时，清醒患者嘱其做吞咽动作，使胃管顺利插入。昏迷患者，吞咽和咳嗽反射消失，在插管前应使患者头后仰，当胃管插入会厌部（约15cm）时，左手将患者头托起，使下颌靠近胸骨柄，以增大咽部通道的弧度，便于胃管前端，沿着咽后壁向下滑行，缓缓插入至45~55cm相当于前额发际至剑突的距离。

3）检查胃管位置：①昏迷患者要敞开胃管，将其末端置于盛有水碗内观察，如无气泡逸出，表示胃管不在气管内；②可用注射器试着抽吸，有胃液吸出；③用注射器向胃管内注入10ml空气，同时用听诊器在胃区听诊，能听到气过水声。

4）调整固定：确定胃管在胃内后，调整胃管到适当位置，直至负压抽吸能比较容易抽出胃液为止，用胶布固定胃管于鼻翼部和面颊部。如果需要化验胃液，应将首次抽出的胃液作为标本，必要时用注射器抽出胃内容物及时送检。

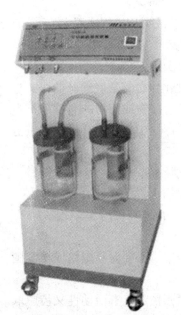

图7-1　自动洗胃机

5）洗胃时，先将漏斗放置低于胃的位置，挤压橡皮球，抽尽胃内容物，必要时取标本送验。

6）举漏斗高过头部30~50cm，每次将洗胃液慢慢倒入漏斗300~500ml。当漏斗内尚余少量洗胃液时，迅速将漏斗降至低于胃的部位，并倒置于盛水桶，利用虹吸作用排出胃内灌洗液。若引流不畅时，再挤压橡皮球吸引，并再次高举漏斗注入溶液。这样反复灌洗，直至洗出液澄清无味为止。

7）洗胃完毕，可根据病情从胃管内注入解毒剂、活性炭、导泻药等，然后反折胃管后迅速拔出，以防管内液体误入气管。

8）协助患者漱口、记录、操作后评估、用后物品处置。

【自动洗胃机洗胃】

自动洗胃机（stomach pump）洗胃是通过自控电路的控制，使电磁阀自动转换动作，分别完成向胃内冲洗药液和吸出胃内容物的洗胃过程，能达到自动、快速和彻底清除胃内容物的目的，临床上最为常用。适应证和禁忌证同胃管洗胃术（图7-1）。

1. **评估患者**（同前胃管洗胃术）

2. **操作前准备**

（1）操作者准备（同上）。

（2）患者准备（同上）。

（3）用物准备：电动洗胃机 1 台，用物桶（瓶）2 个，分别是盛有配好洗胃液的清洁溶液桶（瓶）和排放污水的污水桶（瓶）；治疗盘（内置洗胃管、纱布碗、压舌板、牙垫、液状石蜡、止血钳、镊子等）、50ml 注射器、洗胃溶液（25~38℃按需备量）、弯盘、水温计 1 支、胶布、别针、橡胶单、带有刻度的桶（进液桶、排污桶）、标本容器或试管（必要时）、吸引设备、屏风、昏迷患者备开口器、拉舌钳等。吸痰机、呼吸机和抢救设备等。

3. **操作过程**

（1）核对患者：备齐用物携至床旁，核对患者床号和姓名。清醒患者做好解释安抚工作。

（2）体位：插胃管时，清醒患者取坐位或半坐位。洗胃时患者平卧位，头偏向一侧，中毒较重的患者可左侧卧位，昏迷患者，采取去枕平卧位，头偏向一侧，保持口低于咽喉部以防止胃液进入气管。

（3）插入胃管：测量长度，液状石蜡倒入纱布上润滑胃管前段 15~20cm，左手用纱布捏着胃管，右手用纱布裹住胃管 5~6cm 处，嘱患者开口，自口腔或鼻腔（昏迷患者）缓缓插入。昏迷患者，应在上下门齿间放入牙垫或在臼齿处放入开口器打开口腔，舌后坠者可用舌钳将舌拉出。胃管插入 10~15cm（咽喉部）时，清醒患者嘱其做吞咽动作，使胃管顺利插入。昏迷患者，吞咽和咳嗽反射消失，在插管前应使患者头后仰，当胃管插入会厌部（约 15cm）时，左手将患者头托起，使下颌靠近胸骨柄，以增大咽部通道的弧度，便于胃管前端，沿着咽后壁向下滑行，缓缓插入至 45~55cm 相当于前额发际至剑突的距离。

（4）检查胃管位置

1）昏迷患者要敞开胃管，将其末端置于盛有水碗内观察，如无气泡逸出，表示胃管不在气管内。

2）可用注射器试着抽吸，有胃液吸出。

3）用注射器向胃管内注入 10ml 空气，同时用听诊器在胃区听诊，能听到气过水声。

（5）调整固定：确定胃管在胃内后，调整胃管到适当位置，直至负压抽吸能比较容易抽出胃液为止，用胶布固定胃管于鼻翼部和面颊部。如果需要化验胃液，应将首次抽出的胃液作为标本，必要时用注射器抽出胃内容物及时送检。

（6）试机：连接电源，检查洗胃机性能良好，按自检键，对管道进行自动清洗 1 次。

（7）连接管道：将洗胃机的进液口（进液管）、接胃口（胃管）和排液口（出液管）分别连接相应橡胶管，进液管一端放入已配好洗胃液的清洁溶液桶（瓶）内，保持管口始终浸没在洗胃液的液面以下，排液管的一端放入盛废液的污水桶（瓶）内，接胃口的一端与已插入好的患者胃管相连接。

（8）吸净胃内容物：打开洗胃机开关后，按"手吸"键，先吸尽胃内容物，"吸"灯亮。再按"手冲"键，向胃内注入洗胃液的正压不超过 40kPa。

（9）自动洗胃：调节洗胃液流速，每次进胃液量 300～500ml，再按"自动"键，机器即开始对胃进行自动冲洗。进、出胃一个循环计数一次。并观察洗胃液的出入量，如有水流不畅，进、出液量相差较大时，调节机器操作面板上的"液量平衡"按钮，使其达到平衡。这样反复灌洗，直至洗出液与洗胃液的颜色和澄清度相同为止，即可停止洗胃，关闭洗胃机的电源开关。

（10）保留胃管：洗胃结束，可根据病情向胃管内注入解毒剂、活性炭和导泻药等，胃管末端开口处反折夹紧，并用纱布包扎好。

（11）拔胃管：先将胃管反折或将其前端夹紧，在鼻腔处用纱布包裹住胃管，嘱患者深呼吸，于呼气末快速拔出胃管，置于弯盘中，并擦净患者脸上的胶布痕迹。

（12）观察和记录：观察患者洗胃后的病情变化和全身反应，记录洗胃液的名称和量，洗出液的色、气味、性质和量，患者神志和生命体征变化等，以及洗胃后的进一步治疗措施。

4. 注意事项

（1）明确性质：患者中毒物质不明时，插入胃管后尽可能将第 1 次抽出的胃内容立即送检，抽不出时，也可用温开水或者生理盐水灌入，然后再抽出送检。待毒物性质明确后，再采用相应的解毒剂洗胃。吞服强酸或强碱等腐蚀性毒物者禁忌洗胃，应给予牛奶、蛋清和米汤等物理性拮抗剂，保护胃黏膜。

（2）方法正确：正确掌握洗胃技术，灌洗液要稍加温在 37℃ 左右（冰水洗胃止血时除外），防止洗胃后体温过低，也要避免使用过热溶液，以防止血管扩张，促进毒物吸收。幽门梗阻患者，洗胃宜在饭后 4～6h 或者空腹时进行，并记录胃内潴留量，胃内潴留量＝（洗出量－灌入量），以了解梗阻情况供临床输液参考。

（3）保留时间：洗胃完毕胃管可保留一段时间，不宜立即拔出，以利于再次洗胃，保留胃管所需时间依病情轻重有所不同，尤其有机磷中毒患者洗胃后要保留胃管 24h，每隔 1～2h 需重复洗胃。服毒患者催吐或彻底洗胃后，可酌情向胃管内注入 50% 硫酸镁 30～50ml，或 25% 硫酸钠 30～60ml 导泻，促使已进入肠道的毒物迅速排出。

5. 并发症的预防

（1）窒息（suffocation）：与插管前未先吸痰；插管时误入气管；洗胃时一次灌入量过多，洗胃液会从口鼻涌出或引起反流；患者大量呕吐未及时清除；拔管时管内液体流入气管内等原因有关。预防措施如下。

1）准备充分：呼吸困难和发绀者应先行气管插管，保证有效的呼吸支持后再行洗胃。洗胃前应检查生命体征，如呼吸道分泌物增多或缺氧，应先吸痰，再插胃管洗胃。重度衰竭或休克的患者应取侧卧位，宜采用注射器抽吸洗胃法和漏斗式胃管洗胃法，以免发生吸入性肺炎或胃内容物反流窒息。为减轻喉肌痉挛，可在咽部喷雾 1% 丁卡因溶液后再行插管，减少咽喉的刺激及不适感，抑制恶心和呕吐。洗胃时选择合适的体位，头偏向一侧，防移动。证实胃管确在胃内后，方可进行洗胃。

2）方法正确：插管时如发现患者恶心、呛咳、呼吸困难和发绀等情况，表示误入气管，应立即拔出，休息片刻后再插。胃管确认在胃内后标记长度并妥善固定，如脱出或拔出时，应先关闭洗胃及或反折夹紧胃管外端。洗胃结束时，在洗胃液完全排出胃的状态下停机，防止液体滞留胃内。

3）及时处理：随时准备气管插管及采取各项急救措施，大量呕吐时，应采取头低位，并转向一侧，及时吸出口鼻分泌物。严密观察面色、呼吸频率、节律和血氧饱和度，发现患者出现窒息症状，立即停止洗胃，清理呼吸道，吸入氧气。

（2）出血（hemorrhage）：鼻咽部和食管出血可能与胃管太粗或动作粗鲁有关；胃出血可能与毒物刺激损伤胃黏膜或胃管损伤胃黏膜有关。预防措施如下。

1）严格掌握禁忌证：严重胃溃疡、食管-胃底静脉曲张和胃癌患者禁止洗胃。

2）动作轻柔：牙关紧闭不合作者不宜粗暴用开口器。清醒者做好解释安抚工作，缓解紧张情绪，取得其配合，不可强行及暴力插管。为提高昏迷患者插管的成功率，在喉镜明视下插胃管。选择粗细合适、多侧孔的胃管，插管时应充分润滑胃管，动作轻柔，切勿用力过猛。有阻力时轻轻转动胃管，改变患者体位。洗胃时抽吸负压不宜过大，以免过度损伤胃黏膜，为避免局部黏膜的损伤应动态改变胃管的位置，防止同一位置长时间反复正压、负压冲洗。

3）监测病情：洗胃过程中随时观察患者呼吸、血压、脉搏的变化和洗出液颜色、气味、性状、量，如出现腹痛、洗出液呈血性及休克现象，应立即停止洗胃，与医生联系采取相应的急救措施。

（3）急性胃扩张（acute dilatation of stomach）：进液量大于出液量，胃内液体潴留，易引起急性胃扩张，使胃内压上升，促使毒物进入肠道，增加毒物的吸收，甚至引起胃破裂。预防措施如下。

1）方法正确：管路通畅后，应先洗出胃内残留液，不可直接按"自动"键，以防自动洗胃机再灌洗时灌入量过多，第1次灌入量也不宜太多，将胃内毒物驱入肠道。

2）出入量平衡：严密监测洗胃过程，每次进胃液量300～500ml，不可超过500ml，每次灌入量和吸出量应基本保持相等，灌洗完毕应吸尽胃内容物并准确记录，防止过多液体在胃内潴留导致急性胃扩张。

3）保持通畅：使用前，检查机器各管道衔接是否正确、牢固，运转是否正常。如出液不畅，检查胃管是否堵塞和盘曲，应给予相应处理。如食物堵塞，可交替按"手冲"和"手吸"键，重复冲洗数次，直到管路通畅。

4）密切观察：若患者腹部饱胀，有液体自口鼻腔流出或呕吐情况，立即停止洗胃并对症处理。

（4）水中毒/电解质紊乱（water intoxication/electrolyte disturbance）：与患者洗胃前进食少、洗胃使胃液大量丢失或大量低渗洗胃液进入肠道后，水分被人体吸收等情况有关。预防措施如下。

1）严格保持进出量平衡。

2）用温盐水代替温开水洗胃。

3）洗胃后要查血电解质，若有电解质紊乱应及时纠正。

4）注意观察有无循环负荷过重情况，如心率加快和呼吸急促。

（5）心脏骤停（cardiac arrest）：患者恐惧，甚至高度紧张致喉肌痉挛，插管对食管黏膜刺激或突然的胃扩张均可引起迷走神经兴奋，导致反射性心脏骤停。预防措施如下。

1）准备充分：清醒患者做好解释工作，拒绝洗胃的患者取得家属的理解和配合，消除紧张和恐惧情绪。

2）密切观察：有条件时持续心电监护，严密观察呼吸和心跳情况。

3）动作轻柔：插胃管时，动作宜轻、稳、准，尽量减少对患者的刺激。

4）积极抢救：凡有呼吸心跳骤停者，应先作心肺复苏术，然后再洗胃。发现心跳停止，马上给予气管插管，行心肺复苏，必要时电除颤。

6. 洗胃机的终末消毒

（1）医院有污水处理池，污物可直接倒入污物池。

（2）将出液管与进液管放入水温50℃的干净水桶内，其他管道不动，保证水桶内充满净水，开机循环4~5次，彻底清除管道内堵塞的污物。

（3）消毒冲洗3根管腔，将药管、胃管和污水管同时放入1000mg/L的有效氯消毒液，消毒液不少于3000ml，按"清洗"键，洗胃机自动冲洗3根管子10min或开机循环20次。

（4）再将3根液管置于2000ml清水中，开机循环3~4次，以防止消毒液残留腐蚀管道。将3根液管抬离水面，循环2次将机内存水完全排尽后，按"停机"键，关机。

（5）用物桶用1000mg/L有效氯浸泡30min后清洗。

（6）各管路晾干，然后再按原结构，重新安装调试，呈备用状态。

（7）如遇到特殊患者如HIV阳性和肝炎等传染病患者时，按传染病患者终末消毒处理。

练习题

一、填空题

1. 洗胃时胃管插入的长度为_____。

2. 洗胃常见的并发症是_____、_____、_____、_____、_____。

3. 洗胃机洗胃时，向胃内注入洗胃液的正压不超过_____。

4. 有机磷农药"1605"中毒不能用_____溶液洗胃，敌百虫中毒不能用_____溶液洗胃。

5. 食入性急性中毒时，_____禁止用洗胃管洗胃清除胃内毒物。

二、单项选择题

1. 口服催吐法，常用的洗胃溶液的温度为

A. 10~20℃   B. 20~30℃   C. 25~38℃   D. 39~41℃

2. 洗胃时每次入胃的液体量为

A. 100~200ml   B. 200~300ml   C. 300~500ml   D. 500~700ml

3. 敌百虫中毒时，不宜采用碱性溶液洗胃的原因是

A. 损伤胃肠道黏膜   B. 抑制毒物吸收

C. 增加毒物溶解度   D. 生成毒性更强的敌敌畏

4. 下列哪种患者可以洗胃

A. 吞服硫酸者   B. 口服敌百虫中毒者

C. 肝硬化伴食管静脉曲张者   D. 近期有胃穿孔者

5. 如果一次注入洗胃液过多引起胃扩张，会引起反射性

A. 心房纤颤   B. 心室纤颤   C. 房室阻滞   D. 心脏骤停

6. 下列哪种患者应立即使用 2%~4% 的碳酸氢钠洗胃

A. 磷化锌中毒   B. 乐果中毒   C. 敌百虫中毒   D. 巴比妥中毒

7. 下列哪种药物中毒禁忌洗胃

A. 磷化锌   B. 硝酸   C. 巴比妥钠   D. 氰化物

8. 为毒物明确的患者洗胃采取先吸后灌的目的是

A. 减少毒物吸收   B. 防止胃管酌阻塞   C. 防止胃扩张   D. 防止溶液灌入气管

9. 洗胃时有血性液体流出，患者感到腹痛，应

A. 立即停止洗胃   B. 继续缓慢洗胃   C. 快速洗胃   D. 观察同时继续洗胃

10. 幽门梗阻的患者洗胃时间宜选择

A. 饭前   B. 饭后   C. 饭前 4~6h   D. 饭后 4~6h

11. 遇鸡蛋牛奶可加速其溶解吸收的毒物是

A. 煤酚皂   B. DDT   C. 氢氧化钠   D. 磷化锌

12. 吞服强酸性毒物后不能选用下列哪种对抗剂

A. 牛奶   B. 5%碳酸氢钠   C. 豆浆   D. 米汤

13. 吞服强碱性毒物后不能选用下列哪种对抗剂

A. 牛奶   B. 5%醋酸   C. 豆浆   D. 米汤

14. 敌敌畏中毒洗胃时应选用

A. 2%~4%碳酸氢钠   B. 过氧化氢

C. 温开水或等渗盐水   D. 高锰酸钾

15. 巴比妥类药物中毒洗胃时应选用

A. 2%~4%碳酸氢钠   B. 过氧化氢

C. 温开水或等渗盐水   D. 高锰酸钾

16. 高锰酸钾中毒洗胃时应选用

A. 2%~4%碳酸氢钠   B. 过氧化氢

C. 温开水或等渗盐水   D. 植物油

17. 中毒物质不明洗胃时应选用

A. 2%~4%碳酸氢钠   B. 过氧化氢

C. 温开水或等渗盐水   D. 植物油

18. 酚类中毒洗胃时应选用

A. 2%~4%碳酸氢钠　B. 过氧化氢　C. 温开水或等渗盐水　D. 植物油

19. 有关洗胃方法的叙述,不正确的是

A. 口服催吐适用于清醒并能合作的患者

B. 电动吸引洗胃过程中应注意观察患者面色变化

C. 使用电动洗胃机时,负压应保持在 100mmHg 左右

D. 漏斗洗胃利用的是虹吸原理

20. 漏斗胃管洗胃时一次灌入的量为

A. 100~200ml　　　B. 300~500ml　　　C. 600~700ml　　　D. 800~900ml

三、简答题

1. 洗胃的注意事项有哪些?

2. 在每次洗胃时,注意控制每次灌入的液体量是多少,为什么?

3. 口服催吐洗胃的禁忌证。

答 案

一、填空题

1. 45~55cm。

2. 窒息;出血;急性胃扩张;水中毒和电解质紊乱;心脏骤停。

3. 40kPa。

4. 高锰酸钾;碳酸氢钠。

5. 昏迷患者。

二、单项选择题

1~5　CCDBD　　　6~10　BBAAD　　　11~15　DBDAD　　　16~20　BCDCB

三、简答题

1. 注意事项:①对于急性中毒者,应从速采用口服催吐法,减少毒物吸收;②毒物不明时,应抽取胃内容物,及时送检,同时选用温开水或生理盐水洗胃,毒物性质明确后,再采用对抗洗胃;③强腐蚀性毒物中毒时,禁止洗胃,并按医嘱给予药物及物理性对抗剂,如牛奶、蛋清、米汤、豆浆等保护胃黏膜;④昏迷患者洗胃时,采用去枕平卧,头偏向一侧,防止分泌物误吸,而引起窒息;⑤严格掌握每次的灌洗量,即 300~500ml;⑥洗胃中密切观察病情变化,配合抢救。若出现腹痛或吸出血性液体、血压下降等症状,立即停止洗胃,并通知医师,积极处理;⑦幽门梗阻患者,应饭后 4~6h 或空腹时洗胃,并记录胃内潴留量;⑧电动吸引器洗胃时,应保持吸引器通畅,不漏气,压力适中。

2. 灌入量为 300~500ml。过多则胃容积增大,胃内压明显大于十二指肠内压,促使胃

内容物进入十二指肠，加速毒物的吸收；同时，过多也可引起液体反流，导致呛咳、误吸或窒息；如果一次注入洗胃液过多引起胃扩张，会引起反射性心脏骤停。过少则洗胃液无法与胃内容物充分混合，不利于彻底洗胃，延长了洗胃时间。

3. 禁忌证包括：①意识障碍者；②抽搐、惊厥未控制之前；③患者不合作，拒绝饮水者；④服腐蚀性毒物及石油制品等急性中毒者；⑤合并有上消化道出血、主动脉瘤、食管静脉曲张等；⑥孕妇及老年人。

附：洗胃操作流程

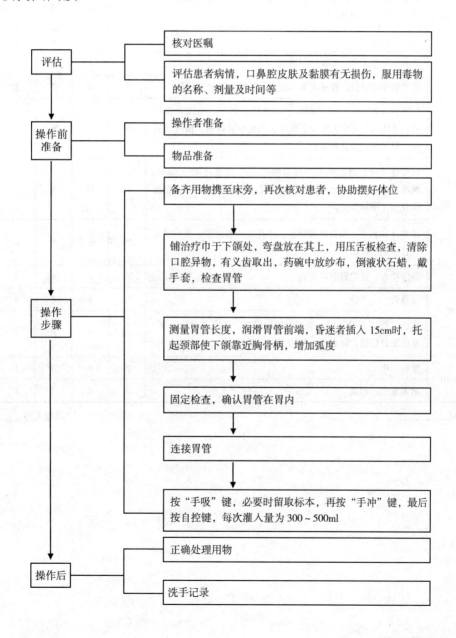

附：洗胃操作评分标准

班级____ 学号____ 姓名_____ 成绩_____

项目	分值	操作要点	评分等级				得分
			A	B	C	D	
仪表	5	仪表端庄，服装整洁	5	4	3	1	
评估	10	评估患者病情，口鼻腔皮肤及黏膜有无损伤，服用毒物的名称、剂量及时间等	5	4	3	1	
		物品准备齐全	5	4	3	1	
操作步骤	75	备齐用物至床旁，再次核对患者	5	4	3	1	
		患者取半坐卧位，昏迷者取半卧位，头偏向操作者一侧	5	4	3	1	
		插管前（铺治疗巾于下颌处，弯盘放在其上，用压舌板检查，清除口腔异物，有义齿取出，药碗中放纱布，倒液状石蜡，戴手套，检查胃管）	10	8	6	4	
		插胃管（量长度，鼻尖至耳垂再至剑突的距离45～55cm，润滑胃管前端，昏迷者插入15cm时，托起颈部使下颌靠近胸骨柄，增加弧度）	15	10	5	1	
		观察（如恶心、稍待片刻插管；出现呛咳和发绀，表示误入气管，立即拔出）	10	8	6	4	
		固定检查，证实胃管在胃内	10	8	6	4	
		接胃管	10	8	6	4	
		灌洗（按"手吸"键，必要时留取标本，再按"手冲"键，最后按自控键，每次灌入量为300～500ml）	10	8	6	4	
评价	10	整理用物	5	4	3	1	
		患者安全，记录	5	4	3	1	

考核日期_____ 监考老师_____

第八章　创伤急救技术

时间就是生命，对于外伤的院外急救而言，合理有效的止血、包扎、固定和搬运可延缓伤情的进一步恶化、减轻伤残及减少并发症，为伤员入院后进一步治疗打下良好的基础。

第一节　止血技术

出血为创伤的主要并发症之一，急性大出血可导致或加重休克，大量出血如未能迅速止血和输血可危及伤员性命。因此，外出血必须首先做好临时止血措施。

【局部压迫止血法】

1. 直接压迫止血法

（1）适应证：皮肤小伤口，无动脉、静脉破裂者。

（2）方法：用消毒纱布直接压迫出血部位，持续压迫10min。

（3）注意事项：四肢出血，应抬高患肢。

2. 指压动脉止血法

（1）方法：用手指或手掌压迫伤口近心端的动脉，将其压向深部骨骼上，阻断动脉血液流通。

（2）注意事项：采用此方法的施救者必须熟知身体各部位的动脉走行以及压迫点。

1）头顶、额部、颞部出血：用拇指或示指在伤侧耳前对着下颌关节，用力压迫颞浅动脉（图8-1）。

2）面部出血：用拇指、示指或中指压迫双侧下颌角前约3cm的凹陷处，在此处压迫明显搏动的面动脉即可止血。因面动脉在面部有很多小分支相互吻合，即使一侧面部出血也要压迫双侧面动脉（图8-2）。

3）一侧耳后出血：用拇指压迫同侧耳后动脉。

4）后头部出血：用两手的拇指压迫耳后与枕骨粗隆之间的枕动脉搏动处。

5）颈部出血：用拇指压迫同侧气管外侧与胸锁乳突肌前缘中点强烈搏动的颈总动脉，向后、向内按压。此方法仅用于非常紧急的情况，压迫时间不宜过长，否则可引起脉搏减慢，血压下降，甚至心跳停止，更不能同时按压双侧颈总动脉（图8-3）。

6）腋窝和肩部出血：用拇指压迫同侧锁骨上窝中部的锁骨下动脉搏动点，用力向下、向后方按压（图8-4）。

7）上肢出血：用四指压迫腋窝部搏动强烈的腋动脉，向肱骨方向按压。

8）前臂出血：用手指压迫上臂肱二头肌内侧缘将肱动脉压向肱骨干（图8-5）。

9）手掌、手背出血：用两手拇指分别压迫手腕的尺动脉和桡动脉搏动处（图8-6）。

10）手指或脚趾出血：用拇指、示指分别压迫手指或脚趾的两侧动脉（图8-7）。

11）下肢出血：用拇指、单或双手掌根向后、向下压住跳动的股动脉（图8-8）。

12）小腿出血：一手固定膝关节正面，另一手拇指摸到腘窝处跳动的腘动脉，用力向前压迫即可止血。

13）足部出血：用拇指分别压迫足背内踝下方的足背动脉和足跟内侧内踝后方的胫后动脉（图8-9）。

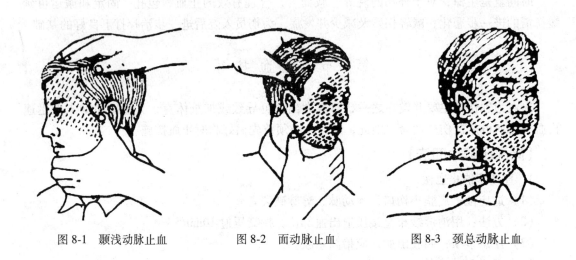

图 8-1　颞浅动脉止血　　　　图 8-2　面动脉止血　　　　图 8-3　颈总动脉止血

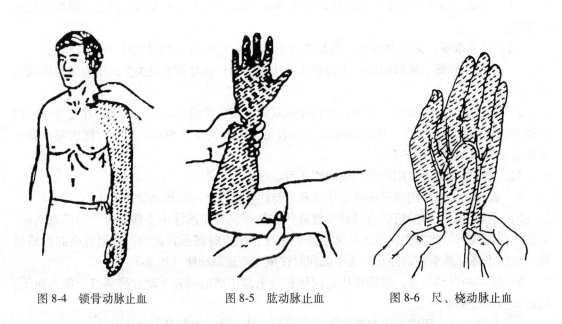

图 8-4　锁骨动脉止血　　　　图 8-5　肱动脉止血　　　　图 8-6　尺、桡动脉止血

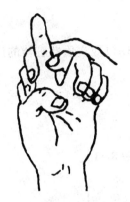
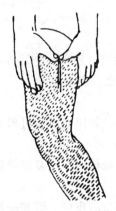
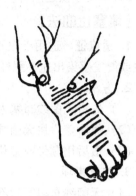

图 8-7 按压手指根部止血　　　　图 8-8 股动脉止血　　　　图 8-9 胫前后动脉止血

3. 加压包扎止血法

（1）适应证：是最常用的止血方法，适用于四肢、头颈、躯干等体表的出血。

（2）方法：用消毒的纱布、敷料或急救包，折成比伤口稍大，将伤口覆盖，再用纱布、绷带做适当加压包扎，松紧度以能达到止血为宜，必要时可将手掌置于敷料上均匀加压。一般持续 5~15min 方可奏效，同时将受伤的部位抬高利于止血。

4. 屈曲肢体加垫止血法　利用关节的极度屈曲，压迫血管达到止血的目的。

（1）适应证：单纯加压包扎止血无效或无骨折的四肢出血。

（2）方法

1）在肘窝、腋窝或腹股沟处加衬垫（棉垫或纱布垫）。

2）屈肢，然后用绷带或三角巾扎紧压迫止血（图 8-10）。

（3）不利影响：该方法会造成以下情况。

1）压迫血管、神经等组织，造成血管、神经的损伤。

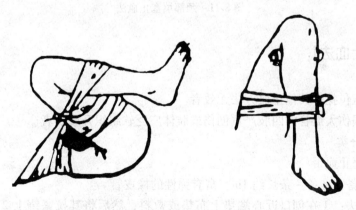

图 8-10 屈曲肢体加垫止血法

2）伤肢合并有骨关节损伤时，该方法会加重损伤。

3）不便于搬运患者。

【填塞止血法】

1. 适应证　适用于腹股沟、腋窝、肩部、颈部等较大而深的伤口或实质性脏器的广泛渗血或继发感染出血、恶性溃疡出血、鼻出血等。

2. 方法

（1）先将无菌纱布塞入伤口内，如出血不止可再加一块。

（2）然后盖一块无菌纱布。

（3）最后用绷带或带状三角巾绕伤口，反复缠绕包扎固定（图 8-11）。

3. 注意事项

（1）无菌纱布填塞时不要将伤口的皮肤、脏物一起塞进去，以免感染。

（2）包扎应适当，松紧度能达到止血目的为宜。

（3）填塞的敷料不能长久留置体内，一般术后 3～5d 开始慢慢取出，过早可能发生再次出血，过晚则可能引发感染。

（4）此方法对伤员带来的痛苦较大，不宜首选。

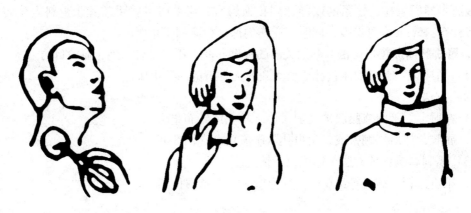

图 8-11　颈部填塞止血法

【止血带止血法】

1. 适应证

（1）用加压包扎等其他止血方法无效者。

（2）用于损伤大血管的四肢严重创伤或肢体广泛软组织开放伤者。

2. 止血带分类

（1）橡皮管止血带

1）物品准备：准备一条长约 1m、富有弹性的橡皮管。

2）操作方法：①在创口近心端垫上布垫或敷料，然后将其拉紧绕上 2～3 圈；②橡皮管末端压在紧缠的橡皮管下面加以固定；③施救者用两手指插入橡皮管下感觉无压痛、无肢体远端动脉搏动或创面无搏动性出血为宜（图 8-12）。

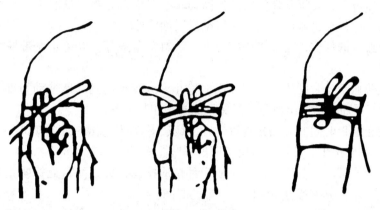

图 8-12　橡皮管止血法

（2）布条绞紧止血法

1）物品准备：准备敷料、三角巾或布条、绞棒或木棍。

2）操作方法：①在创伤出血上方，即近心端，垫上敷料；②用布条或折成带状的三角巾，也可用领带、围巾或毛巾，绕肢体两圈并打活结；将绞棒或木棍（或数根筷子）穿在活结下，旋转绞棒，绞紧布条直至出血停止；③将绞棒一头插入活结套内拉紧固定（图 8-13）。

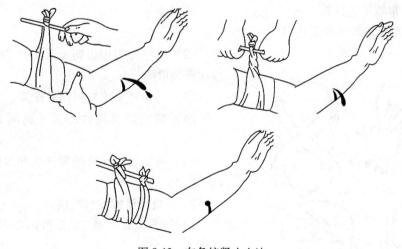

图 8-13　布条绞紧止血法

（3）充气止血带

1）物品准备：准备常用血压计袖带。

2）操作方法：①将血压计袖带平整地压在创口出血处上方，先绕肢体固定；②缓慢充气，直至出血停止。

3. 注意事项

（1）上止血带前，先将受伤的肢体抬高 2min，使静脉血液尽量回流。

（2）止血带应放在出血创口上方，尽量靠近创口处。

（3）上止血带的部位，先加衬垫如毛巾、敷料、布垫等，以免止血带捆扎时损伤皮肤和软组织。

（4）绑扎止血带松紧度要适宜，以出血停止、远端摸不到动脉搏动为准。过松则达不到止血的目的，反而会增加出血量；过紧则易造成组织损伤。

（5）使用止血带时间的原则是越短越好，最长不宜超过 5h。通常每 0.5~1h 放松 1 次，每次 2~3min。在放松止血带期间需用指压法临时止血。

（6）使用止血带应有明显标记，止血带部位应裸露，并在醒目处标明止血带的时间和部位，以便救护者和伤员能明确放松止血带的时间。

（7）上止血带的伤员应尽快送往医院进一步治疗，并立即向接诊医生说明使用止血带的情况。

（8）禁止用电线、铁丝等金属丝做止血带，以免加重组织损伤。

第二节 包扎技术

开放性损伤，在受伤时已有细菌污染。为了防止再次污染和减少感染的发生，需用无菌辅料将伤口包扎起来，同时可防止出血以及减少外界对伤口的刺激和引起疼痛。

【头部包扎】

1. 三角巾帽式包扎法

（1）先取无菌纱布覆盖伤口。

（2）将三角巾底边向上反折约 3cm，正中点放在伤员眉间上部。

（3）顶角经头顶拉向脑后枕部。

（4）将两底角在枕部交叉返回到额部中央打结。

（5）拉紧顶角并反折塞进枕部两底边交叉处（图 8-14）。

2. 三角巾风帽式包扎法

（1）适应证：头顶部和两侧面、枕部的外伤。

（2）操作方法

1）先将消毒纱布覆盖在伤口上。

2）将顶角打结放在前额正中，在底边的中点打结放在枕部。

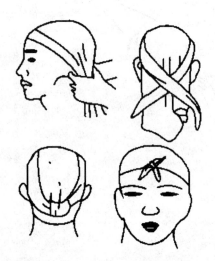

图 8-14　三角巾帽式包扎法

3）两手拉住两底角向下颌包住并交叉。

4）绕到颈后的枕部打结（图8-15）。

3. 三角巾面具式包扎法

（1）适应证：颜面部较大范围的伤口，如面部烧伤或较广泛软组织伤。

（2）操作方法

1）将三角巾一折为二，顶角打结放在头顶正中，两手拉住底角罩住面部。

2）两底角拉向枕后部交叉。

3）在前颈部打结。

（3）注意事项：在眼、鼻、口处提起三角巾剪成孔洞（图8-16）。

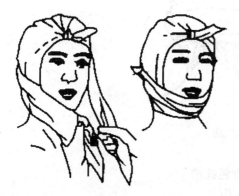

图8-15　三角巾风帽式包扎法

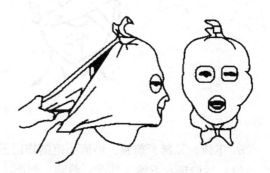

图8-16　三角巾面具式包扎法

4. 单眼三角巾包扎法

（1）适应证：单眼受伤。

（2）操作方法

1）将三角巾折成带状，其上1/3处盖住伤眼，下2/3从耳下端绕经枕部向健侧耳上额部并压住上端带巾。

2）绕经伤侧耳上、枕部至健侧耳上，与带巾另一端在健耳上打结固定（图8-17）。

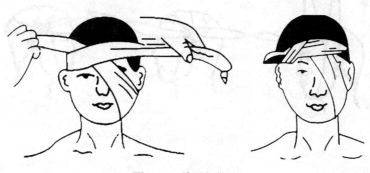

图8-17　单眼包扎法

5. 双眼三角巾包扎法

（1）适应证：双眼受伤。

（2）操作方法

1）将无菌纱布覆盖在伤眼上。

2）用折成带状的三角巾从头后部拉向前，再从眼部交叉。

3）再绕向枕下部打结固定（图 8-18）。

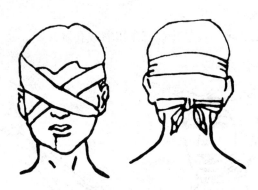

图 8-18　双眼包扎法

6. 下颌、耳部、前额、颞部小范围伤口三角巾包扎法

（1）适应证：下颌、耳部、前额、颞部小范围伤口。

（2）操作方法

1）用无菌纱布覆盖在伤口处，如下颌、耳部等，将折成带状的三角巾放于下颌处。

2）两手持带巾两底角经双耳前分别向上提，长的一端绕头顶与短的一端在颞部交叉。

3）将短端经枕部、对侧耳上至颞侧与长端打结固定（图 8-19）。

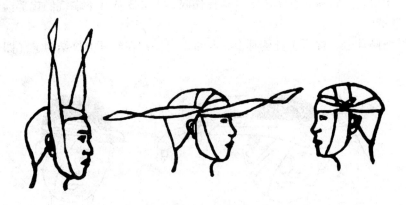

图 8-19　下颌包扎法

【四肢包扎】

1. 环形包扎法　适用于额、颈、胸和腹等粗细均匀的部位。

（1）将绷带卷放到需要包扎位置稍上方，第一圈做稍斜缠绕。

（2）第二、第三圈做环形缠绕，并将第一圈斜出的绷带角压于第二、第三层环形圈内。

（3）重复缠绕。

（4）在绷带尾端撕开打结固定或用别针、胶布将尾部固定（图8-20）。

2. 螺旋形包扎法　适用于包扎直径基本相同的部位，如上臂、手指、躯干和大腿等。

（1）先环形包扎数圈。

（2）将绷带渐渐地斜旋上升缠绕，每圈盖过前圈1/3或2/3呈螺旋状（图8-21）。

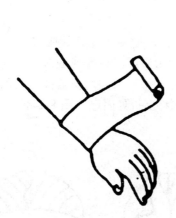
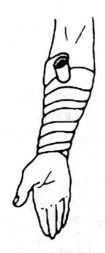

图 8-20　环形包扎　　　　　　　图 8-21　螺旋形包扎

3. 螺旋反折包扎法　适用于直径大小不同的部位，如前臂和小腿等，但不可在伤口上或骨隆突处反折。

（1）做两圈环形固定。

（2）做螺旋形包扎，待到渐粗处，一手拇指按住绷带上面，另一手将绷带自此点反折向下（打折），此时绷带上缘变成下缘。

（3）后圈覆盖前圈1/3~2/3（图8-22）。

4. "8"字形包扎法　适用于直径不一致的部位或屈曲的关节部位，如肩关节、髋关节、膝关节等。

具体操作方法为：于关节上下将绷带一圈向上，一圈向下做"8"字形来回缠绕，每圈盖住前一圈的1/3~1/2（图8-23）。

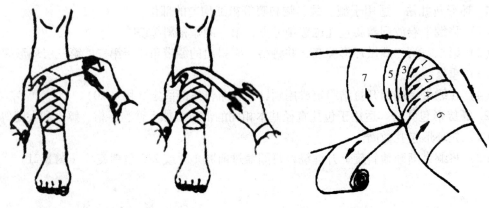

图 8-22　螺旋反折包扎　　　　　　　　　　图 8-23　"8"字包扎

5. **回返式包扎**　适用于包扎指端、头部或截肢残端。先将绷带以环形包扎法缠绕数圈，由助手将绷带在后面绷带固定，反折后绷带由后部经指端或截肢残端向前，也可由助手在前部将绷带固定再反折向后，如此反复包扎，每一来回均覆盖前一次的 1/3~2/3，直至抱住整个伤处的顶端，最后将绷带再环绕数圈将反折处固定（图 8-24）。

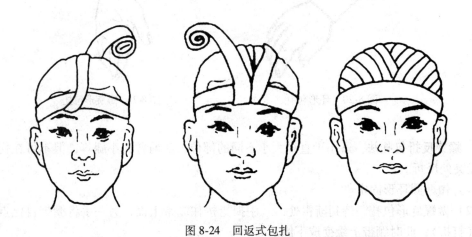

图 8-24　回返式包扎

6. **肩部三角巾包扎法**

（1）燕尾式包扎单肩法：将三角巾折成燕尾状，燕尾夹角约 90°，大片在后压住小片，燕尾巾夹角朝上，置于伤侧肩上，燕尾底边包绕上臂上部打结，两燕尾角分别经胸、背部至对侧腋下打结（图 8-25）。

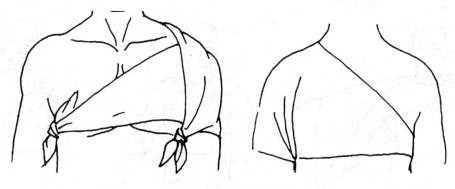

图 8-25　单肩包扎

（2）燕尾式包扎双肩法：将三角巾折成燕尾状，燕尾夹角约 100°，将燕尾夹角对准颈后正中部，置于肩上。燕尾角过肩，由前向后包肩于腋前或腋后，与燕尾底边打结（图 8-26）。

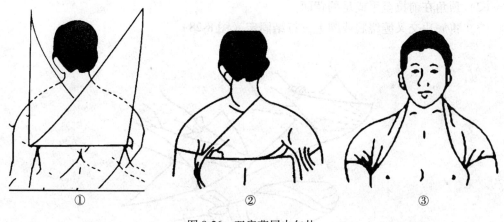

① ② ③

图 8-26　双肩燕尾巾包扎

7. 上肢三角巾包扎法

（1）将三角巾一底角打结并套在伤侧手上。

（2）将另一底角沿手臂后方拉至对侧肩上。

（3）顶角包裹伤肢后，顶角带子自身打结。

（4）将包好的前臂屈到胸前，拉紧两底角打结（图 8-27）。

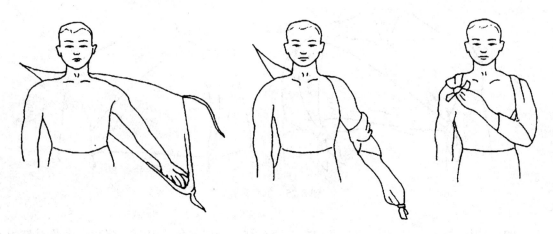

图 8-27 上肢三角巾包扎

8. 手、足三角巾包扎法

（1）将手或足放在三角巾上。

（2）顶角在前拉至手或足的背面。

（3）将底边交叉缠绕腕或踝上方打结固定（图 8-28）。

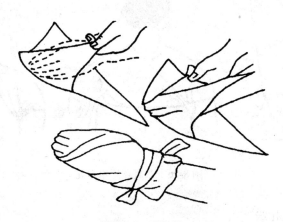

图 8-28 手包扎

9. **足与小腿三角巾包扎法** 将足放在三角巾的一端，足趾朝向底边，提起顶角和较长的一底角包绕小腿后予膝下打结，再用短的底角包绕足部，于足踝处打结（图 8-29）。

10. **膝部（肘部）带式包扎** 将带状三角巾中段置于膝或肘部受伤处，两端向后缠绕，返回时分别压于中段上下两边，包绕肢体一周于侧方打结（图 8-30）。

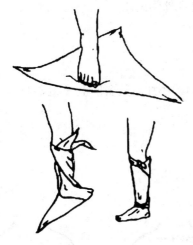

图 8-29 足与小腿包扎

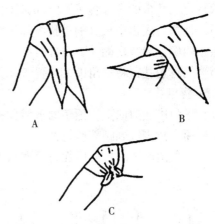

图 8-30 膝部包扎

【躯干包扎】

1. 单胸包扎

（1）三角巾底边向下，绕过胸部以后在背部打结。

（2）将其顶角放在伤侧肩上，垂向背后，穿过三角巾底边，并打结固定。

（3）若背部受伤，包扎方向相同，只要前后面交换位置即可（图 8-31）。

2. 双胸包扎

（1）将三角巾折成燕尾状，燕尾夹角约 100°。

（2）燕尾夹角对准胸骨上窝，置于胸前。

（3）将燕尾顶角系带，围胸与底边在背后打结。

（4）将一燕尾角系带拉紧绕横带后上提，与另一燕尾角打结（图 8-32）。

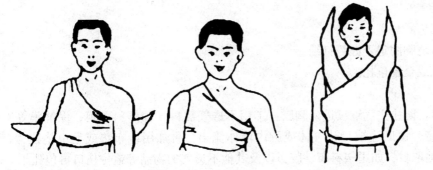

图 8-31 单胸包扎

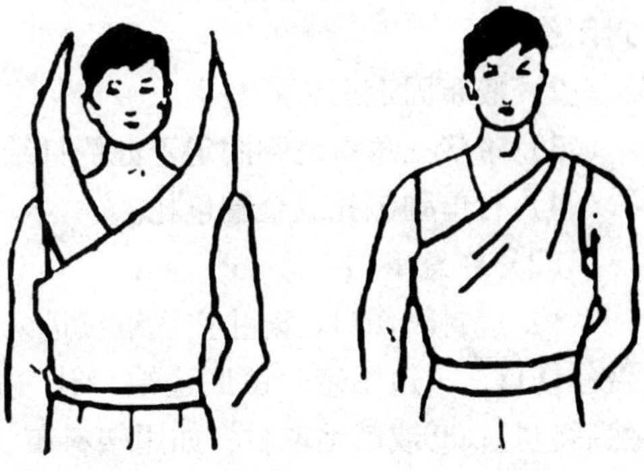

图 8-32 双胸包扎

3. 侧腹（臀）包扎

（1）将三角巾折成燕尾状，燕尾夹角约 60°朝下对准外侧裤线。

（2）将三角巾的大片置于侧腹部，压住后面的小片。

（3）顶角与底边中央分别过腰腹部至对侧打结。

（4）两底角包绕伤侧大腿根部打结。

（5）侧臀包扎：将三角巾大片置于侧臀，压住前面的小片，其余同上（图 8-33）。

4. 全腹包扎

（1）三角巾底边向上，顶角向下横放在腹部。

（2）两底角围绕到腰部后打结。

（3）顶角由两腿间拉向后面与两底角连接处打结（图 8-34）。

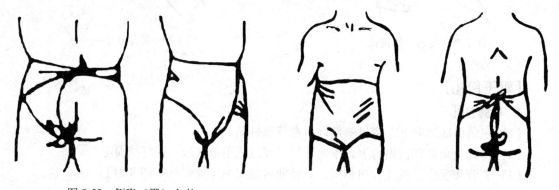

图 8-33　侧腹（臀）包扎　　　　　　　　　图 8-34　全腹包扎

【特殊伤的包扎法】

1. 开放性气胸包扎法

（1）操作方法

1）立即用大于伤口边缘 5cm 的不透气敷料（如保鲜膜、塑料袋等）覆盖在伤口上，封闭伤口。

2）胶布固定三边。

3）带状三角巾绕胸固定于健侧打结。

4）行单胸包扎或全胸包扎。

（2）注意事项

1）应封闭伤口，防止空气继续进入胸腔：①用不透气敷料（如塑料薄膜、保鲜膜等）盖住伤口，三边固定，留底边缺口让气体或胸内液体流出，再加用纱布垫或毛巾垫覆盖，然后包扎；②或就地取材，如用塑料布、胶布以及其他不透气的物品等盖住伤口再包扎。

2）转送医院过程中，伤员应取坐位或半卧位。

2. 腹部内脏脱出包扎

（1）操作方法

1）立即用保鲜膜或大块敷料覆盖伤口。

2）用三角巾做成环形圈，圈的大小以能将腹内脱出物环套为宜，将环形圈环套脱出物（图8-35）。

3）用容器（如饭碗或茶缸）将环形圈一并扣住，之后用三角巾行腹部包扎。

4）伤员平卧，双膝屈曲固定（图8-36）。

（2）注意事项

1）伤员取仰卧位，双腿屈曲，膝下垫软枕，尽量放松腹部肌肉，以防内脏继续脱出。

2）对已脱出的内脏，先盖上干净的保鲜膜或敷料。严禁将已脱出的内脏回纳至腹腔。

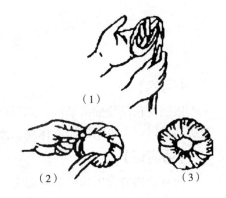

图 8-35　环形圈的制作过程

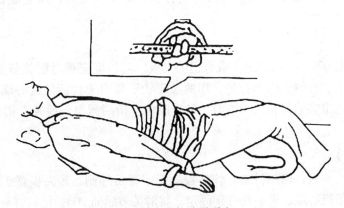

图 8-36　腹部脏器脱出

3．离断伤包扎

（1）手指离断伤

1）立即掐住伤指根部两侧防止出血过多。

2）用绷带回返式包扎手指残端。

（2）肢体离断伤：用大块敷料覆盖肢体残端，用回返式包扎法加压包扎。

（3）注意事项

1）离断的手指或肢体放进小瓶或塑料袋内，并将其放置于装有冰块，温度保持在2~3℃的容器内。切不可将离断的手指或肢体直接放入水或冰水中，以免影响再植成活率。

2）肢体离断时，如出血多，可先用指压止血法止血，再进行布条绞紧止血法。

3）肢体离断时，如有大的骨块脱出，应同时包好，一并送医院处理。

4．异物刺入

1）在异物旁轻轻放上纱布，并将两卷绷带（或纸杯、棉垫等）置于伤口异物两侧。

2）用两条带状三角巾分别固定绷带。

3）再以绷带交叉环绕固定。

第三节　固定技术

【目的】

限制受伤部位的活动度，减轻疼痛，避免骨折断端等因摩擦而损伤血管、神经甚至重要脏器；同时，也用以防治休克，便于患者的搬运。

【适应证】

所有的四肢骨折均应进行固定，脊椎损伤和骨盆骨折在急救中应相对固定。

【物品准备】

夹板（木质夹板、金属夹板、可塑性夹板、充气性塑料夹板等），也可就地取材选用竹板、木棒等代替夹板。或直接用健侧肢体进行临时固定。此外，还应准备三角巾、绷带、毛巾等物品。

【前臂骨折】

协助患者屈肘90°，拇指向上。取合适的夹板，其长度应超过肘关节至腕关节的长度，分别置于前臂的内、外侧，内加衬垫，用两条带状三角巾于骨折的近心端、远心端分别固定，再用一条三角巾将前臂悬吊于胸前，呈功能位。指端露出，检查末梢血液循环（图8-37）。

【肱骨骨折】

取长、短两块夹板，内加衬垫，长夹板置于上臂后外侧，短夹板置于前内侧，用两条带状三角巾与骨折近心端、远心端分别固定。将肘关节屈曲90°，使前臂呈中立位后用三角巾悬吊于胸前，再用一条带状三角巾经胸背于健侧腋下打结（图8-38）。

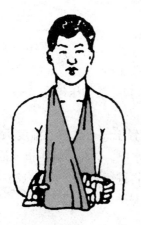

图8-37　前臂骨折

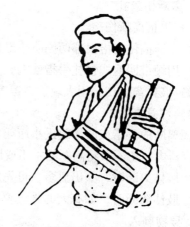

图8-38　肱骨骨折

【肘关节骨折】

1. 肘关节受伤时呈弯曲位

（1）保持受伤时的姿势，切勿拉直或复位。

（2）用两条带状三角巾和一块夹板分别于上臂、前臂处将骨折固定（图8-39A）。

2. 受伤时呈伸直位

（1）保持受伤时的姿势，切勿拉直或复位。

（2）将一棉垫置于患侧腋下，夹板横过上下关节，三角巾固定（图8-39B）。

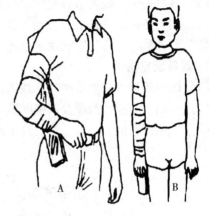

图 8-39　肘关节骨折

【股骨干骨折】

1. 夹板固定法

（1）取两块夹板，长短不同，内加衬垫，长夹板置于伤腿的外侧，其长度自足跟至腋部，短夹板置于内侧，从足跟至腹股沟部。

（2）分别在腋下、膝关节、踝关节骨隆突部位放置衬垫。

（3）用七条带状三角巾，分别于骨折上下端、腋下、腰部和关节上下打结固定，先固定骨折上下端，然后自上而下固定。"8"字法固定足踝（图8-40A）。

2. 健肢固定法

（1）用五条带状三角巾将双下肢固定在一起。

（2）分别于两膝、两踝及两腿间隙垫好衬垫。

（3）先固定骨折上下端，然后自上而下固定。"8"字法固定足踝（图8-40B）。

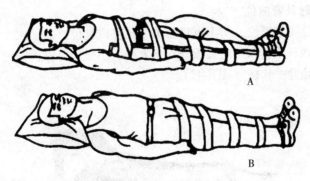

图 8-40　股骨干骨折

【小腿骨折】

1. 夹板固定法

（1）取长短两块夹板，内加衬垫，将长夹板自外踝至髋关节置于伤腿外侧，短夹板自内踝至腹股沟内侧。

（2）在膝关节、踝关节骨隆突部放衬垫。

（3）用五条带状三角巾，分别于骨折上下端和关节上下打结固定，先固定骨折上下端，然后自上而下固定。"8"字法固定足踝（图8-41A）。

2. 健肢固定法

（1）用四条带状三角巾将双下肢固定在一起。

（2）分别于两膝、两踝及两腿间隙垫好衬垫。

（3）先固定骨折上下端，然后自上而下固定。"8"字法固定足踝（图8-41B）。

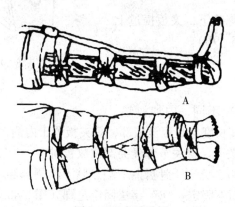

图 8-41 小腿骨折

【膝关节骨折】

膝关节若发生骨折，其固定原则以此关节受伤所呈现的姿势进行固定，切不可复位或改变。

1. 膝关节受伤时呈弯曲位

（1）伤员取平卧或半坐位，切不可将膝关节拉直或复位。

（2）用两条带状三角巾和一块夹板分别于大腿、小腿处将骨折固定。

（3）于膝关节处置一软枕（图8-42）。

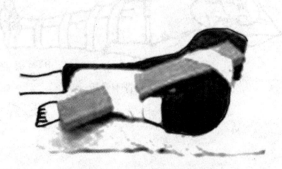

图 8-42 膝关节骨折

2. 膝关节受伤时呈伸直位

（1）伤员取平卧或半坐位，切不可将膝关节拉直或复位。

（2）可在伤侧膝下垫一软枕。

（3）夹板超过上下关节，长度为臀部到脚跟，然后用三角巾固定。

【锁骨骨折】

1. 将两条带状三角巾分别环绕肩关节，并于肩部打结。

2. 分别将三角巾的底角拉紧，在两肩过度后张的情况下，在背部将底角拉紧打结（图8-43）。

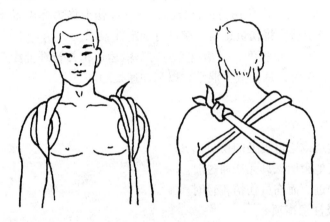

图 8-43　锁骨骨折

【颈椎骨折脊柱板固定法】

1. 双手牵引头部恢复颈椎轴线位。

2. 上颈托　将五指并拢，测量伤员锁骨至下颌角之间的宽度，即为颈部高度，根据伤员颈部高度，调节颈托于合适宽度。上颈托时先将固定红点对准一侧下颌角。固定颈托于下颏部，另一侧从颈后环绕，两侧粘贴固定。

3. 保持伤员身体长轴一致位侧翻，放置脊柱固定板，将伤员平移至脊柱固定板上。

4. 将头部固定，双肩、骨盆、双下肢及足部用宽带固定在脊柱板上，以免运输途中颠簸。

【注意事项】

1. 固定前准备　开放性软组织损伤者，应先止血、包扎，然后再固定骨折部位；如有休克，应先行抗休克处理，待病情好转后再固定。开放性骨折，未行清创前不可将骨折断端送回伤口。固定前应尽量牵引伤肢或矫正畸形，然后再将伤肢固定于夹板或其他支架上。

2. 对夹板的要求　夹板的长度与宽度要与骨折的肢体相适应，其长度必须超过骨折的上、下两个关节，固定时除骨折部位上、下两端外，还要固定上、下两个关节。固定的夹板或支架等要便于透视、摄片和检查伤处。夹板放在创伤部位的两侧或下方，固定包扎缠绕至少应有两处,最好用纱布包裹两头。夹板不可与皮肤直接接触,中间应放置衬垫。

3. 固定松紧度 固定应松紧适宜,以捆扎夹板的三角巾可上下移动 1cm 为宜。肢体固定时,需将手指(足趾)端暴露,便于观察末梢循环情况。

第四节　搬　运　技　术

【现场搬运】

1. 经现场必要的止血、包扎和临时固定后,方可搬运伤员。

2. 按伤情严重者最优先、中等伤情者次之、轻伤者最后的原则搬运。

3. 在出现成批伤员时,应按伤情进行分类,分别以伤卡作为标志置于伤员左胸部或手腕上,以便急救人员辨认,将伤员送至医院进行确定性救治。

4. 根据所受伤害的严重程度,以相应类型的车辆运送,并合理分配车辆,将伤员分流送往就近及较近的各医院,从而减少混乱,以利加速处理。

【徒手搬运】

1. 适应证

(1)狭窄的楼道或通道等处的伤员。

(2)担架或其他搬运工具无法通过时。

(3)转运路程近,而伤员伤情较轻时。

2. 操作方法及注意事项

(1)搀扶:适用于伤情轻、能站立行走的伤员。可由一位或两位施救者搀扶伤员前臂或托住其腋下,也可由伤员一手搭在施救者肩上,施救者拉住该手,而另一手扶住伤员的腰部,然后一起缓慢前进(图 8-44)。

(2)单人背法:适用于体重较轻及神志清楚的伤员。

1)将伤员两上肢拉向施救者的前方,前胸压在施救者的背上。

2)然后用双手臂托住其大腿中部使大腿向前弯曲,并握住伤员双手。

3)急救人员身体略向前倾斜行走。

4)胸部创伤、心脏病、哮喘发作以及呼吸困难者禁用(图 8-45)。

(3)单人抱法:适用于体重较轻及神志不清的伤员。

1)将伤员一上肢搭在施救者的肩上。

2)施救者一手抱住伤员的腰部,另一手托起大腿,手掌托其臀部。

(4)单人驮法

1)将伤员置于施救者肩上,其躯干绕颈背后,上肢垂于胸旁。

2)施救者可用一手握住其前侧上肢,另一手托其臀部(图 8-46)。

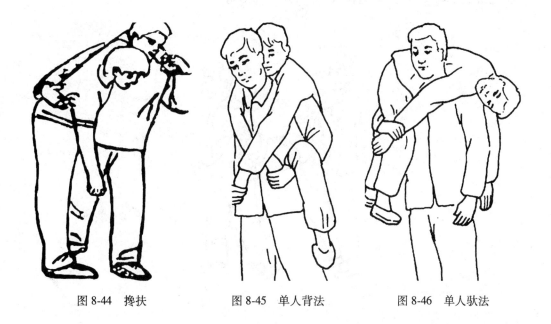

图 8-44　搀扶　　　　　　图 8-45　单人背法　　　　　图 8-46　单人驮法

（5）椅托式坐抬法

1）由两名施救者对立于同两侧。

2）两人弯腰跪地，各以一手伸入伤员大腿之下相互紧握，另一手彼此交替支持伤员背部或两施救者双手交叉成椅子。

3）伤员坐在人椅上前进（图 8-47）。

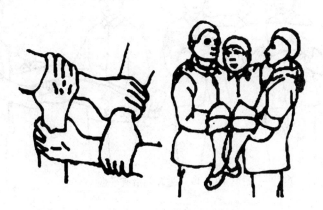

图 8-47　椅托式坐抬法

（6）拉车式搬运法：适用于非脊柱损伤的伤员。

1）一名施救者站在伤员头部，两手从伤员腋下穿过，将其头背部抱在自己的怀里。

2）另一名施救者跨在伤员两腿之间，双臂勾起其两腿膝部前进。

3）要求两名施救者步调一致，抬抱稳妥（图 8-48）。

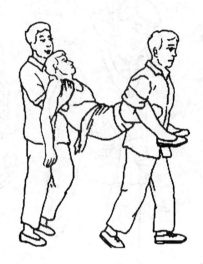

图 8-48　拉车式搬运法

（7）两人平抬或平抱搬运法：不适用于脊柱损伤者。

1）两人并排将伤员平抱。

2）两人一前一后或一左一右将伤员平抬前进（图 8-49）。

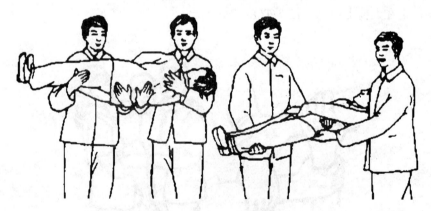

图 8-49　两人平抬或平抱

（8）三人搬运或多人搬运

1）三人并排，将伤员抱起齐步一致前进。

2）四人或六人可面对面站立将伤员抱起（图 8-50）。

（9）脊柱骨折搬运（四人搬运法）

1）一人在伤员的头部，双手掌抱于头部两侧轴向牵引颈部，有条件时带上颈托。

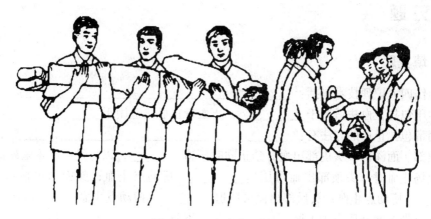

图 8-50 三人或多人搬运

2）另外三人在伤员的同一侧（一般为右侧），分别在伤员的肩背部、腰臀部、膝踝部，双手掌平伸至伤员的对侧。

3）四人均单膝跪地。

4）四人同时用力，保持脊柱中立位，平稳将伤员抬起，置于脊柱板上（图 8-51）。

5）上颈托，若无颈托颈部两侧可用沙袋或衣物等固定。

6）头部固定器或布带固定头部。

7）用固定带将伤员固定于脊柱板。

8）2~4 人搬运。

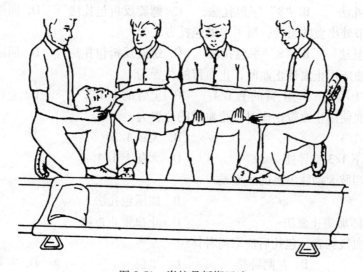

图 8-51 脊柱骨折搬运法

练习题

一、填空题

1. 创伤四大护理技术包括：_____、_____、_____、_____。
2. 加压包扎止血法适用于_____，止血带止血法适用于_____。
3. 绷带包扎止血的方法有：_____、_____、_____、_____、_____。
4. 颈部、面深部、头皮部出血时禁止同时压迫_____，以防发生严重脑缺血。
5. 现场止血时，头顶部出血可压迫_____搏动点止血；颜面部出血可压迫同侧_____搏动点止血；头后部出血可压迫_____搏动点止血。
6. 止血带的标准压力为上肢_____，下肢_____。
7. 上止血带的总时间不应超过_____ h，应每隔_____ h 放松一次，每次放松_____分钟。

二、单项选择题

1. 创伤急救的步骤为
A. 包扎-搬运-止血-固定
B. 止血-固定-包扎-搬运
C. 止血-包扎-固定-搬运
D. 搬运-止血-包扎-固定
2. 当（ ）出血时，可按压指根的两侧止血
A. 鼻孔　　　　B. 手指　　　　C. 口腔　　　　D. 皮肤
3. 以下哪种绷带包扎止血的方法适用于粗细不同的出血部位
A. 环形包扎法　　B. "8"字包扎法　　C. 螺旋反折包扎法　　D. 回返包扎法
4. 对于关节处出血的患者，所采取的包扎方法为
A. 环形包扎法　　B. "8"字包扎法　　C. 螺旋反折包扎法　　D. 回返包扎法
5. 上肢出血应用止血带止血时，止血带的位置为
A. 上臂的上 1/3　　B. 上臂的上 1/4　　C. 上臂的上 1/2　　D. 上臂的上 1/5
6. 下肢出血使用止血带止血时，止血带的位置为
A. 大腿上 1/3
B. 大腿 1/2
C. 大腿中下 1/3 交界处
D. 大腿上 1/4
7. 适用于四肢大动脉出血的止血是
A. 指压法
B. 加压包扎法
C. 屈曲肢体加垫止血法
D. 止血带止血法
8. 开放性血气胸者，包扎后应取何种体位
A. 仰卧位　　　　B. 左侧卧位　　　　C. 坐位　　　　D. 右侧卧位
9. 对于开放性气胸患者应采取哪种措施
A. 应用简易呼吸器
B. 密封包扎伤口
C. 胸腔闭式引流
D. 迅速减压

10. 男性患者，车祸现场，肠管外露、面色苍白，大汗淋漓，以下措施正确的是

A. 回纳肠管

B. 结扎肠管

C. 外置肠管

D. 先用大块无菌辅料覆盖，然后用治疗碗等凹形容器扣在暴露器官上

11. 异物插入体内，现场应立即

A. 拔除异物，填塞止血后送往医院

B. 拔除异物，加压包扎止血后送往医院

C. 不拔除异物，采取简单固定包扎措施后送往医院

D. 不要延误，立即将伤员送往医院

12. 断肢（指）的急救不包括以下哪个方面

A. 止血　　　　　　B. 包扎　　　　　　C. 输血　　　　　　D. 迅速运送

13. 搬运脊椎骨折患者严禁使用软担架的原因是

A. 使骨折加重，脊髓神经受损　　　　　B. 造成颈部损伤

C. 患者感到不舒服　　　　　　　　　　D. 不便搬运

14. 搬运伤员时，下列哪项不正确

A. 搬运前做好伤员的全面检查及急救处理

B. 按受伤情况和环境条件选用最恰当的搬运方法

C. 搬运动作要慢

D. 搬运过程密切观察受伤部位和病情变化

15. 单人搬运法，除外

A. 扶持法　　　　　B. 抱持法　　　　　C. 椅托法　　　　　D. 背负法

16. 脊柱骨折的正确搬运法为

A. 单人搀扶　　　　B. 双人搀扶　　　　C. 背负　　　　　　D. 平卧式

17. 手指切断事故现场，对断指的处理，以下哪项是正确的

A. 用水清洗断指后，与伤员一起送往医院

B. 将断指置于冰水中，与伤员一起送往医院

C. 将断指用纱布包好，置于清洁塑料袋中，并低温保存，与伤员一起送往医院

D. 将断指置于盐水中，与伤员一起送往医院

18. 肱骨骨折时，长夹板放置的位置为

A. 上臂后外侧　　　B. 上臂前侧　　　　C. 上臂内侧　　　　D. 上臂后侧

19. 股骨干骨折行夹板固定时，需要带状三角巾的数量为

A. 3 条　　　　　　B. 5 条　　　　　　C. 7 条　　　　　　D. 9 条

20. 肢体离断伤现场，肢体残端的包扎方法为

A. "8" 字包扎　　　B. 回返式包扎　　　C. 螺旋包扎　　　　D. 环形包扎

三、简答题

1. 屈曲肢体加垫止血法的适应证、操作方法及不利影响有哪些？

2. 开放性气胸的包扎法及注意事项有哪些？

3. 膝关节骨折固定的具体方法。

答 案

一、填空题

1. 止血；包扎；固定；搬运。

2. 小动脉，中小静脉或毛细血管出血；四肢较大动脉的出血。

3. 环形包扎法；螺旋包扎法；螺旋反折包扎法；"8"字包扎法；回返包扎法。

4. 双侧颈动脉。

5. 同侧耳屏前方颧骨弓根部颞浅动脉；下颌骨下缘咬肌前缘面动脉；同侧耳后乳突下稍往后枕动脉。

6. 250～300mmHg；300～500mmHg。

7. 5；0.5～1；2～3。

二、单项选择题

1～5　CBCBA　　　6～10　CDBBD　　　11～15　CCACC　　　16～20　DCACB

三、简答题

1. 适应证：单纯加压包扎止血无效或无骨折的四肢出血。

方法：①在肘窝、腋窝或腹股沟处加衬垫（棉垫或纱布垫）；②屈肢，然后用绷带或三角巾扎紧压迫止血。

不利影响：该方法会造成：①压迫血管、神经等组织，造成血管、神经的损伤；②伤肢合并有骨关节损伤时，该方法会加重损伤；③不便于搬运患者。

2. 操作方法：①立即用大于伤口边缘5cm的不透气敷料（如保鲜膜、塑料袋等）覆盖在伤口上，封闭伤口；②胶布固定三边；③带状三角巾绕胸固定于健侧打结；④行单胸包扎或全胸包扎。

注意事项：①应封闭伤口，防止空气继续进入胸腔。a. 用不透气敷料（如塑料薄膜、保鲜膜等）盖住伤口，三边固定，留底边缺口让气体或胸内液体流出，再加用纱布垫或毛巾垫覆盖，然后包扎；b. 或就地取材，如用塑料布、胶布以及其他不透气的物品等盖住伤口再包扎。②转送医院过程中，伤员应取坐位或半卧位。

3. 膝关节受伤时呈弯曲位：①伤员取平卧或半坐位，切不可将膝关节拉直或复位。②用两条带状三角巾和一块夹板分别于大腿、小腿处将骨折固定。③于膝关节处置一软枕。

膝关节受伤时呈伸直位：①伤员取平卧或半坐位，切不可将膝关节拉直或复位；②可在伤侧膝下垫一软枕；③夹板超过上下关节，长度为臀部到脚跟，然后用三角巾固定。

附：止血包扎操作评分标准

班级____　学号____　姓名_____　　　　　　　　　　　　　　　　　成绩_____

项目		分值	操作要点	评分等级				得分
				A	B	C	D	
评估		10	评估周围环境安全并报告，表明身份，取得患者配合	5	4	3	1	
			物品准备、戴手套	5	4	3	1	
操作步骤	右前臂中段掌面有一8×10cm大小软组织缺损创面，中央有喷射状出血	27	检查并报告伤情（3分），左手指压止血（3分），口头报告抬高伤肢两分钟（3分）指导伤员指压止血正确（3分），上止血带部位垫衬垫（3分），上止血带部位正确（3分），止血带压力均匀适度（3分），填写伤卡（3分），报告止血部位和时间3分	27	18	12	6	
		27	敷料选择合适（3分），无菌原则取敷料（4分）创面覆盖完整（3分）扎绷带方法正确（4分），加压均匀、适度（4分）绷带卷无脱落（2分），包扎美观（2分）敷料无外露（2分），前臂悬吊正确（3分）	27	18	12	6	
	大腿伤口中有金属异物刺入，外露5cm	27	检查并报告伤情（3分）敷料放置正确、适度（3分），自制保护圈（3分）圈高度足够（3分）放圈位置正确（3分），绷带包扎正确（3分），松紧适度（3分），不能压迫异物（3分）平结（3分）	27	18	12	6	
评价		9	整理用物	4	3	2	1	
			患者安全，无皮肤灼伤等并发症发生	5	4	3	1	

考核日期_____　　　　　　　　　　　　　　　　　　　　　　监考老师_____

附：固定搬运操作评分标准

班级＿＿＿ 学号＿＿＿ 姓名＿＿＿＿＿＿＿＿   成绩＿＿＿＿＿＿

项目	分值	操作要点		A	B	C	D	得分
			评分等级					
操作前评估	15	戴手套，观察周围环境安全后正面走向伤者，表明身份		5	4	3	1	
		初步判断伤情（意识、截瘫）		5	4	3	1	
		告知伤者不能随意活动		5	4	3	1	
操作步骤	85	急救员按分工准备物品及脊柱板，做好操作准备		5	4	3	1	
		调整颈部位置	施救者位置正确	5	4	3	1	
			第一助手使用头锁固定，姿势正确	5	4	3	1	
			术者检查颈部	5	4	3	1	
		测量颈部长度，正确安置颈托		10	8	6	4	
		助手由头锁调整为改良肩锁		10	8	6	4	
		助手协助下将伤者翻身，并按顺序检查椎体		10	8	6	4	
		平移伤员于脊柱板	将脊柱板稍倾斜置于伤员背部适当位置	5	4	3	1	
			术者指挥，并与助手左右手交叉，将伤员轴位翻身仰卧于脊柱板上	5	4	3	1	
			由改良肩锁改为肩锁，并保持中线平移伤员	5	4	3	1	
		固定伤员	安置头部固定器	5	4	3	1	
			按头部、胸部、大腿、小腿分别规范固定	5	4	3	1	
		搬运伤员	术者指挥，四位施救者平稳将伤员抬起，头在后，足在前	5	4	3	1	
			行进过程中，观察患者病情	5	4	3	1	

考核日期＿＿＿＿＿＿＿＿   监考老师＿＿＿＿＿＿＿＿

附：急诊科急救流程

附图1：急性左心衰急救流程

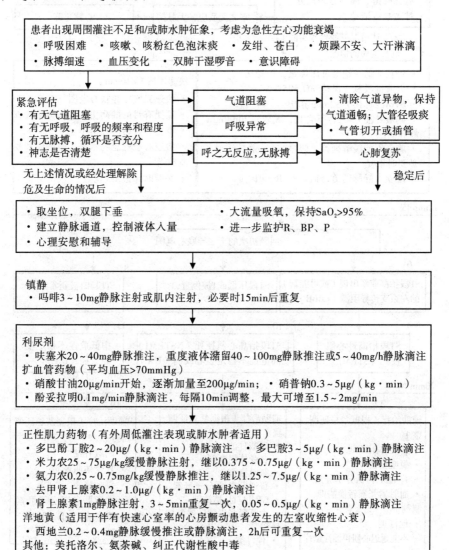

患者出现周围灌注不足和/或肺水肿征象，考虑为急性左心功能衰竭
- 呼吸困难　• 咳嗽、咳粉红色泡沫痰　• 发绀、苍白　• 烦躁不安、大汗淋漓
- 脉搏细速　• 血压变化　• 双肺干湿啰音　• 意识障碍

紧急评估
- 有无气道阻塞
- 有无呼吸，呼吸的频率和程度
- 有无脉搏，循环是否充分
- 神志是否清楚

气道阻塞

呼吸异常

呼之无反应，无脉搏

- 清除气道异物，保持气道通畅；大管径吸痰
- 气管切开或插管

心肺复苏

无上述情况或经处理解除危及生命的情况后

稳定后

- 取坐位，双腿下垂
- 建立静脉通道，控制液体入量
- 心理安慰和辅导
- 大流量吸氧，保持SaO₂>95%
- 进一步监护R、BP、P

镇静
- 吗啡3～10mg静脉注射或肌内注射，必要时15min后重复

利尿剂
- 呋塞米20～40mg静脉推注，重度液体潴留40～100mg静脉推注或5～40mg/h静脉滴注
扩血管药物（平均血压>70mmHg）
- 硝酸甘油20μg/min开始，逐渐加量至200μg/min；　• 硝普钠0.3～5μg/（kg·min）
- 酚妥拉明0.1mg/min静脉滴注，每隔10min调整，最大可增至1.5～2mg/min

正性肌力药物（有外周低灌注表现或肺水肿者适用）
- 多巴酚丁胺2～20μg/（kg·min）静脉滴注　• 多巴胺3～5μg/（kg·min）静脉滴注
- 米力农25～75μg/kg缓慢静脉注射，继以0.375～0.75μg/（kg·min）静脉滴注
- 氨力农0.25～0.75mg/kg缓慢静脉推注，继以1.25～7.5μg/（kg·min）静脉滴注
- 去甲肾上腺素0.2～1.0μg/（kg·min）静脉滴注
- 肾上腺素1mg静脉注射，3～5min重复一次，0.05～0.5μg/（kg·min）静脉滴注
洋地黄（适用于伴有快速心室率的心房颤动患者发生的左室收缩性心衰）
- 西地兰0.2～0.4mg静脉缓慢推注或静脉滴注，2h后可重复一次
其他：美托洛尔、氨茶碱、纠正代谢性酸中毒

- 寻找病因并进行病因治疗
- 侵入性人工机械通气只在上述治疗和/或应用无创正压机械通气无反应时应用
- 有条件时，对难治性心衰或终末期心衰患者给予主动脉内球囊反搏
- 可能会使用除颤或透析

附图2：急性心肌梗死急救流程

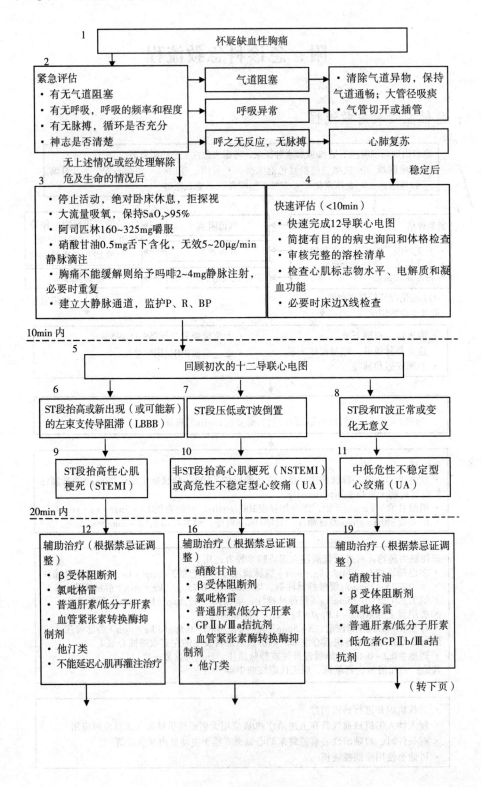

1 怀疑缺血性胸痛

2 紧急评估
- 有无气道阻塞
- 有无呼吸，呼吸的频率和程度
- 有无脉搏，循环是否充分
- 神志是否清楚

气道阻塞 → ・清除气道异物，保持气道通畅；大管径吸痰
呼吸异常 → ・气管切开或插管
呼之无反应，无脉搏 → 心肺复苏

无上述情况或经处理解除危及生命的情况后

3
- 停止活动，绝对卧床休息，拒探视
- 大流量吸氧，保持SaO₂>95%
- 阿司匹林160~325mg嚼服
- 硝酸甘油0.5mg舌下含化，无效5~20μg/min静脉滴注
- 胸痛不能缓解则给予吗啡2~4mg静脉注射，必要时重复
- 建立大静脉通道，监护P、R、BP

稳定后

4 快速评估（<10min）
- 快速完成12导联心电图
- 简捷有目的的病史询问和体格检查
- 审核完整的溶栓清单
- 检查心肌标志物水平、电解质和凝血功能
- 必要时床边X线检查

10min 内

5 回顾初次的十二导联心电图

6 ST段抬高或新出现（或可能新）的左束支传导阻滞（LBBB）
7 ST段压低或T波倒置
8 ST段和T波正常或变化无意义

9 ST段抬高性心肌梗死（STEMI）
10 非ST段抬高心肌梗死（NSTEMI）或高危性不稳定型心绞痛（UA）
11 中低危性不稳定型心绞痛（UA）

20min 内

12 辅助治疗（根据禁忌证调整）
- β受体阻断剂
- 氯吡格雷
- 普通肝素/低分子肝素
- 血管紧张素转换酶抑制剂
- 他汀类
- 不能延迟心肌再灌注治疗

16 辅助治疗（根据禁忌证调整）
- 硝酸甘油
- β受体阻断剂
- 氯吡格雷
- 普通肝素/低分子肝素
- GPⅡb/Ⅲa拮抗剂
- 血管紧张素转换酶抑制剂
- 他汀类

19 辅助治疗（根据禁忌证调整）
- 硝酸甘油
- β受体阻断剂
- 氯吡格雷
- 普通肝素/低分子肝素
- 低危者GPⅡb/Ⅲa拮抗剂

（转下页）

（接上页）

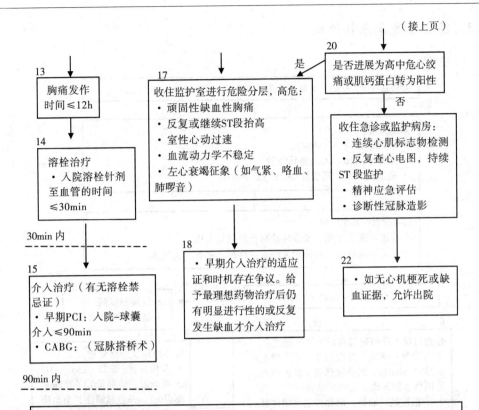

13
胸痛发作
时间≤12h

17
收住监护室进行危险分层，高危：
- 顽固性缺血性胸痛
- 反复或继续ST段抬高
- 室性心动过速
- 血流动力学不稳定
- 左心衰竭征象（如气紧、咯血、肺啰音）

20
是　是否进展为高中危心绞痛或肌钙蛋白转为阳性
否

收住急诊或监护病房：
- 连续心肌标志物检测
- 反复查心电图，持续ST段监护
- 精神应急评估
- 诊断性冠脉造影

14
溶栓治疗
- 入院溶栓针剂至血管的时间≤30min

30min 内

15
介入治疗（有无溶栓禁忌证）
- 早期PCI：入院-球囊介入≤90min
- CABG：（冠脉搭桥术）

90min 内

18
- 早期介入治疗的适应证和时机存在争议。给予最理想药物治疗后仍有明显进行性的或反复发生缺血才介入治疗

22
- 如无心机梗死或缺血证据，允许出院

LBBB：左房室束支传导阻滞
辅助治疗药物：
- β受体阻断剂：普萘洛尔10~30mg/次，3~4次/日或1~3mg缓慢静脉注射；美托洛尔6.25~25mg，tid
- 氯吡格雷：首剂300mg，此后75mg/d，连续8d
- 普通肝素60U/kg静脉注射，后继12U/（kg·h）静脉滴注；低分子肝素3000~5000U皮下注射，bid
- GPⅡb/Ⅲa拮抗剂：阿昔单抗0.25mg/kg静脉推注，继以10ug/（kg·h）静脉滴注12h；替罗非班10μg/kg静脉推注，继以0.15μg/（kg·min）维持48h
- ACEI/ARB：卡托普利6.25~50mg，tid；氯沙坦50~100mg，qd；厄贝沙坦150~300mg，qd
- 他汀类：洛伐他汀20~40mg，qn；普伐他汀10~20mg，qn；辛伐他汀20~40mg，qn；也可选择氟伐他汀、西立伐他汀

附图3：高血压危象急救流程

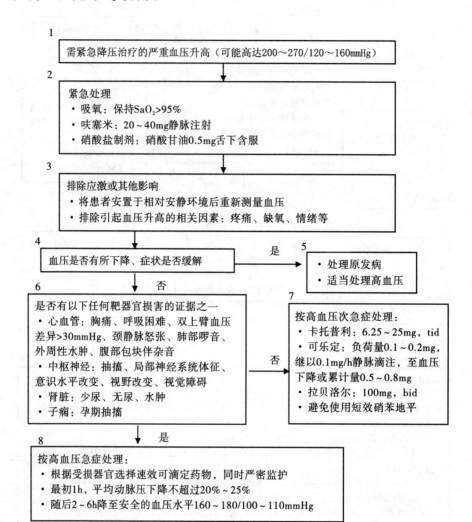

1　需紧急降压治疗的严重血压升高（可能高达200～270/120～160mmHg）

2　紧急处理
- 吸氧：保持SaO$_2$>95%
- 呋塞米：20～40mg静脉注射
- 硝酸盐制剂：硝酸甘油0.5mg舌下含服

3　排除应激或其他影响
- 将患者安置于相对安静环境后重新测量血压
- 排除引起血压升高的相关因素：疼痛、缺氧、情绪等

4　血压是否有所下降、症状是否缓解

5　是
- 处理原发病
- 适当处理高血压

6　是否有以下任何靶器官损害的证据之一
- 心血管：胸痛、呼吸困难、双上臂血压差异>30mmHg、颈静脉怒张、肺部啰音、外周性水肿、腹部包块伴杂音
- 中枢神经：抽搐、局部神经系统体征、意识水平改变、视野改变、视觉障碍
- 肾脏：少尿、无尿、水肿
- 子痫：孕期抽搐

否

7　按高血压次急症处理：
- 卡托普利：6.25～25mg，tid
- 可乐定：负荷量0.1～0.2mg，继以0.1mg/h静脉滴注，至血压下降或累计量0.5～0.8mg
- 拉贝洛尔：100mg，bid
- 避免使用短效硝苯地平

8　是　按高血压急症处理：
- 根据受损器官选择速效可滴定药物，同时严密监护
- 最初1h，平均动脉压下降不超过20%～25%
- 随后2～6h降至安全的血压水平160～180/100～110mmHg

各种高血压与降压目标：
- 高血压性脑病：160～180/100～110mmHg。给药开始1h舒张压降低20%～25%，但不能>50%，降压防止脑出血
- 脑出血：舒张压>130mmHg或收缩压>200mmHg时会加剧出血，应在6～12h内逐渐降压，降压幅度不大于25%；血压不能低于140～160/90～110mmHg。此外，凡脑血管病变急性期有脑水肿、颅内压升高时禁用一切血管扩张药
- 蛛网膜下腔出血：收缩压130～160mmHg，防止出血加剧及血压过度下降
- 恶性高血压：数日内静脉用药/或联合多种药物降至160/100mmHg
- 高血压性急性左心功能不全：立即降压治疗，凡能降压的药物均可通过降压治疗心衰
- 子痫：尽快使舒张压降至90～100mmHg

附图4：呼吸困难急救流程

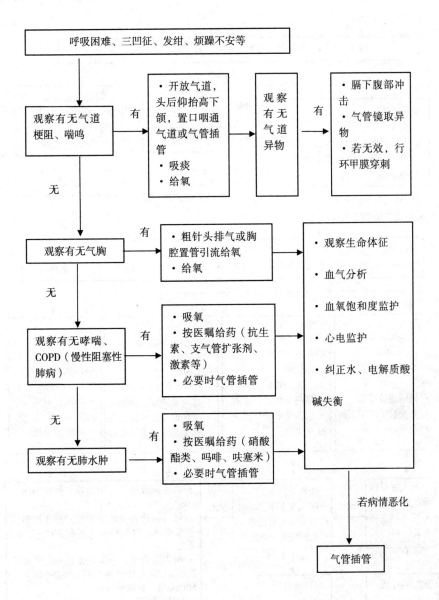

附图5：致命性哮喘急救流程

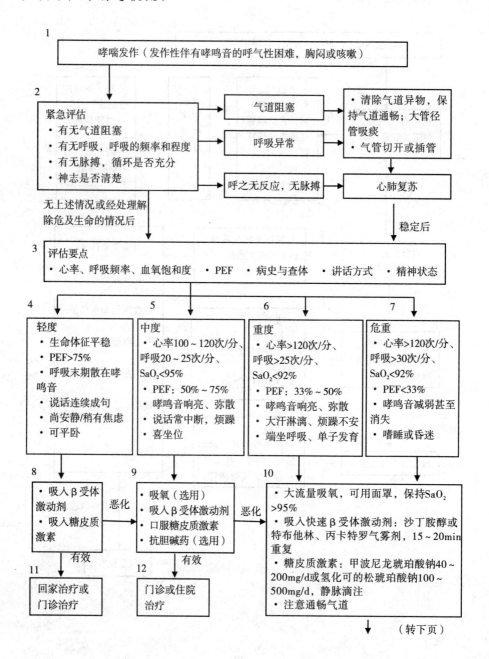

1 哮喘发作（发作性伴有哮鸣音的呼气性困难，胸闷或咳嗽）

2 紧急评估
- 有无气道阻塞
- 有无呼吸，呼吸的频率和程度
- 有无脉搏，循环是否充分
- 神志是否清楚

气道阻塞

呼吸异常

- 清除气道异物，保持气道通畅；大管径管吸痰
- 气管切开或插管

呼之无反应，无脉搏 → 心肺复苏

无上述情况或经处理解除危及生命的情况后

稳定后

3 评估要点
- 心率、呼吸频率、血氧饱和度　· PEF　· 病史与查体　· 讲话方式　· 精神状态

4 轻度
- 生命体征平稳
- PEF>75%
- 呼吸末期散在哮鸣音
- 说话连续成句
- 尚安静/稍有焦虑
- 可平卧

5 中度
- 心率100~120次/分、呼吸20~25次/分、SaO₂<95%
- PEF：50%~75%
- 哮鸣音响亮、弥散
- 说话常中断、烦躁
- 喜坐位

6 重度
- 心率>120次/分、呼吸>25次/分、SaO₂<92%
- PEF：33%~50%
- 哮鸣音响亮、弥散
- 大汗淋漓、烦躁不安
- 端坐呼吸、单子发育

7 危重
- 心率>120次/分、呼吸>30次/分、SaO₂<92%
- PEF<33%
- 哮鸣音减弱甚至消失
- 嗜睡或昏迷

8
- 吸入β受体激动剂
- 吸入糖皮质激素

恶化 →

有效

9
- 吸氧（选用）
- 吸入β受体激动剂
- 口服糖皮质激素
- 抗胆碱药（选用）

恶化 →

有效

10
- 大流量吸氧，可用面罩，保持SaO₂>95%
- 吸入快速β受体激动剂：沙丁胺醇或特布他林、丙卡特罗气雾剂，15~20min重复
- 糖皮质激素：甲波尼龙琥珀酸钠40~200mg/d或氢化可的松琥珀酸钠100~500mg/d，静脉滴注
- 注意通畅气道

11 回家治疗或门诊治疗

12 门诊或住院治疗

（转下页）

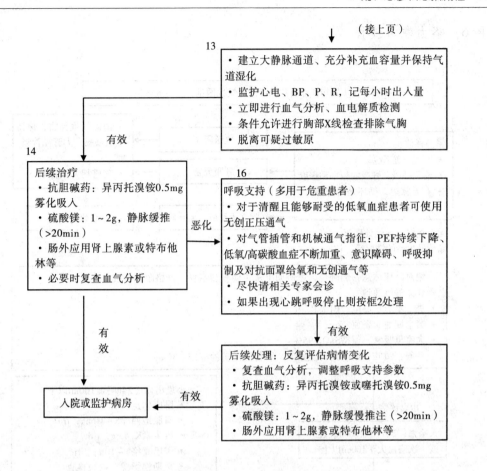

（接上页）

13
- 建立大静脉通道、充分补充血容量并保持气道湿化
- 监护心电、BP、P、R，记每小时出入量
- 立即进行血气分析、血电解质检测
- 条件允许进行胸部X线检查排除气胸
- 脱离可疑过敏原

有效

14
后续治疗
- 抗胆碱药：异丙托溴铵0.5mg雾化吸入
- 硫酸镁：1~2g，静脉缓推（>20min）
- 肠外应用肾上腺素或特布他林等
- 必要时复查血气分析

恶化

16
呼吸支持（多用于危重患者）
- 对于清醒且能够耐受的低氧血症患者可使用无创正压通气
- 对气管插管和机械通气指征：PEF持续下降、低氧/高碳酸血症不断加重、意识障碍、呼吸抑制及对抗面罩给氧和无创通气等
- 尽快请相关专家会诊
- 如果出现心跳呼吸停止则按框2处理

有效

后续处理：反复评估病情变化
- 复查血气分析，调整呼吸支持参数
- 抗胆碱药：异丙托溴铵或噻托溴铵0.5mg雾化吸入
- 硫酸镁：1~2g，静脉缓慢推注（>20min）
- 肠外应用肾上腺素或特布他林等

有效

有效

入院或监护病房

附图6：咯血急救流程

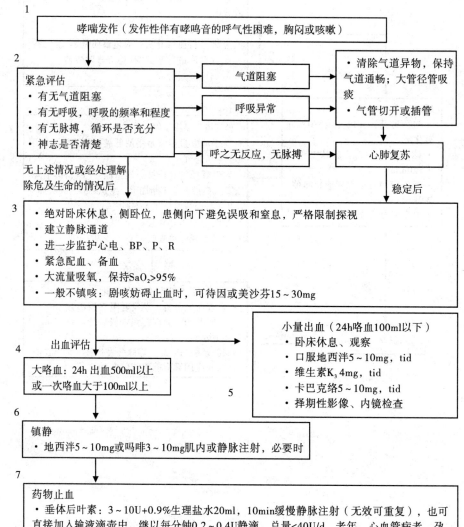

1 哮喘发作（发作性伴有哮鸣音的呼气性困难，胸闷或咳嗽）

2 紧急评估
- 有无气道阻塞
- 有无呼吸，呼吸的频率和程度
- 有无脉搏，循环是否充分
- 神志是否清楚

气道阻塞

呼吸异常

- 清除气道异物，保持气道通畅；大管径管吸痰
- 气管切开或插管

呼之无反应，无脉搏

心肺复苏

无上述情况或经处理解除危及生命的情况后

稳定后

3
- 绝对卧床休息，侧卧位，患侧向下避免误吸和窒息，严格限制探视
- 建立静脉通道
- 进一步监护心电、BP、P、R
- 紧急配血、备血
- 大流量吸氧，保持SaO₂>95%
- 一般不镇咳：剧咳妨碍止血时，可待因或美沙芬15~30mg

4 出血评估

大咯血：24h出血500ml以上或一次咯血大于100ml以上

5 小量出血（24h咯血100ml以下）
- 卧床休息、观察
- 口服地西泮5~10mg，tid
- 维生素K₃4mg，tid
- 卡巴克络5~10mg，tid
- 择期性影像、内镜检查

6 镇静
- 地西泮5~10mg或吗啡3~10mg肌内或静脉注射，必要时

7 药物止血
- 垂体后叶素：3~10U+0.9%生理盐水20ml，10min缓慢静脉注射（无效可重复），也可直接加入输液滴壶中，继以每分钟0.2~0.4U静滴。总量<40U/d。老年、心血管病者、孕妇不宜使用
- 酚妥拉明：有垂体后叶素禁忌者可选用。0.1mg/min静脉滴注，根据血压调整滴速，最大可至1.5~2mg/min，保证平均动脉压>70mmHg为宜
- 凝血功能障碍者或肝功能不全者：鱼精蛋白注射液50~100mg+生理盐水40ml静脉滴注，每日1~2次，连续使用不超过72h
- 其他可选用药物
维生素K₃（4mg肌肉注射）、卡巴克络（5~10mg肌内注射）、立止血（1kU）、云南白药；硝酸甘油、阿托品、山莨菪碱、普鲁卡因；生长抑素；止血芳酸及6-氨基乙酸等

（转下页）

8

（接上页）

补充血容量
- 低血容量者，给予快速补液或者输血；早期、快速、足量补液三原则
- 有凝血障碍者，可给予新鲜冷冻血浆，血小板、冷沉淀（富含凝血因子的血浆沉淀制品）

9

糖皮质激素（可短期少量应用）
- 氢化可的松琥珀酸钠100～200mg/d，或氢化可的松100～200mg/d、甲泼尼龙琥珀酸钠20～40mg/d、地塞米松10～20mg/d，静脉滴注

10

反复大咯血，上述处理无效

11

- CT、支气管镜、血管造影检查
- 纤维支气管镜下治疗等介入或手术治疗

附图7：急性上消化道出血急救流程

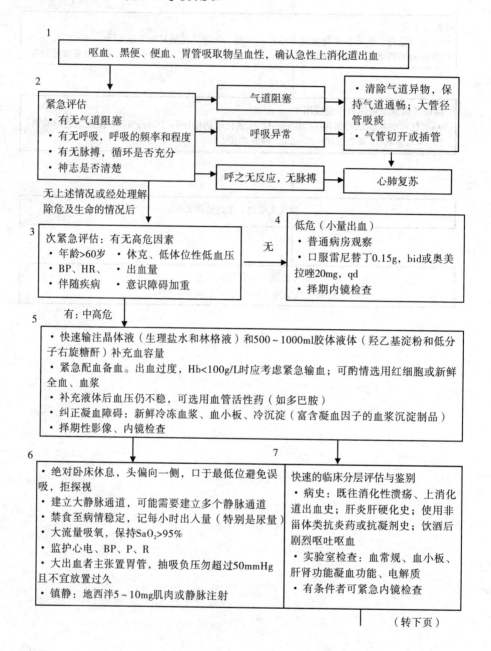

1
呕血、黑便、便血、胃管吸取物呈血性，确认急性上消化道出血

2
紧急评估
• 有无气道阻塞
• 有无呼吸，呼吸的频率和程度
• 有无脉搏，循环是否充分
• 神志是否清楚

气道阻塞

呼吸异常

• 清除气道异物，保持气道通畅；大管径管吸痰
• 气管切开或插管

呼之无反应，无脉搏

心肺复苏

无上述情况或经处理解除危及生命的情况后

3
次紧急评估：有无高危因素
• 年龄>60岁   • 休克、低体位性低血压
• BP、HR、   • 出血量
• 伴随疾病   • 意识障碍加重

无

4
低危（小量出血）
• 普通病房观察
• 口服雷尼替丁0.15g，bid或奥美拉唑20mg，qd
• 择期内镜检查

有：中高危

5
• 快速输注晶体液（生理盐水和林格液）和500～1000ml胶体液体（羟乙基淀粉和低分子右旋糖酐）补充血容量
• 紧急配血备血。出血过度，Hb<100g/L时应考虑紧急输血；可酌情选用红细胞或新鲜全血、血浆
• 补充液体后血压仍不稳，可选用血管活性药（如多巴胺）
• 纠正凝血障碍：新鲜冷冻血浆、血小板、冷沉淀（富含凝血因子的血浆沉淀制品）
• 择期性影像、内镜检查

6
• 绝对卧床休息，头偏向一侧，口于最低位避免误吸，拒探视
• 建立大静脉通道，可能需要建立多个静脉通道
• 禁食至病情稳定，记每小时出入量（特别是尿量）
• 大流量吸氧，保持SaO$_2$>95%
• 监护心电、BP、P、R
• 大出血者主张置胃管，抽吸负压勿超过50mmHg且不宜放置过久
• 镇静：地西泮5～10mg肌肉或静脉注射

7
快速的临床分层评估与鉴别
• 病史：既往消化性溃疡、上消化道出血史；肝炎肝硬化史；使用非甾体类抗炎药或抗凝剂史；饮酒后剧烈呕吐呕血
• 实验室检查：血常规、血小板、肝肾功能凝血功能、电解质
• 有条件者可紧急内镜检查

（转下页）

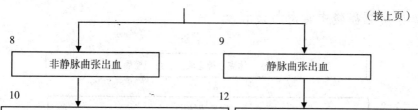

（接上页）

8
非静脉曲张出血

9
静脉曲张出血

10

• 内镜下止血：应作为首选。可选用药物喷洒或注射、高频电、氩气血浆凝固术、热探头、微波、激光热凝和止血夹等

• 药物止血治疗

1. 抑酸药物

A. H_2受体阻断剂：西咪替丁（0.2~0.4g）、雷尼替丁（0.15g）、法莫替丁口服或静滴

B. 质子泵抑制剂：奥美拉唑20~80mg静脉注射，继以8mg/h静脉滴注72h，后以口服20mg/d。或泮托拉唑40mg静脉滴注，每天2次

2. 生长抑素或类似物：14肽或8肽生长抑素

3. 抗纤溶药物：氨甲环酸0.5~1.5g或止血环酸0.1~0.3g静脉注射2次/天

4. 其他：云南白药：0.5，tid；

　　　胃黏膜保护剂硫糖铝1~2g，qid；

冰去甲肾水：去甲肾上腺素8mg+冰生理盐水1000ml分次灌胃或口服

　　　凝血酶类：立止血1kU静脉注射、肌内注射或皮下注射

12

• 置双囊三腔管压迫止血

• 药物止血治疗

1. 垂体后叶素：0.2U/min静滴，可渐加至0.4U/min；或血管加压素1~2mg静脉注射，6h一次

2. 生长抑素或类似物：14肽生长抑素首剂250ug静脉注射后250ug/h静脉注，8肽生长抑素100ug静脉注射后以25~50ug/h静脉滴注

3. 抑酸药物（参见左侧相应部分）

4. 一般止血药（止血敏、氨甲环酸等）效果不肯定

5. 其他：维生素K_3（4mg肌内注射）及维生素C或许有帮助，可给予云南白药、冰去甲肾水、硫糖铝、立止血等

• 避免过度补液

11

• 重复内镜治疗：激光、热治疗、注射治疗及止血夹等

• 介入治疗：选择性动脉内药物灌注止血、选择性动脉栓塞

• 手术治疗：急诊手术指征是保守治疗无效，24h内输血量超过1500ml，血流动力学仍不稳定者；或合并穿孔、幽门梗阻者

13

• 内镜治疗：硬化疗法、曲张静脉索带结扎等

• 手术治疗：门体静脉分流术、经皮经肝胃冠状静脉栓塞术、外科分流或断流术

附图8：糖尿病酮症酸中毒急救流程

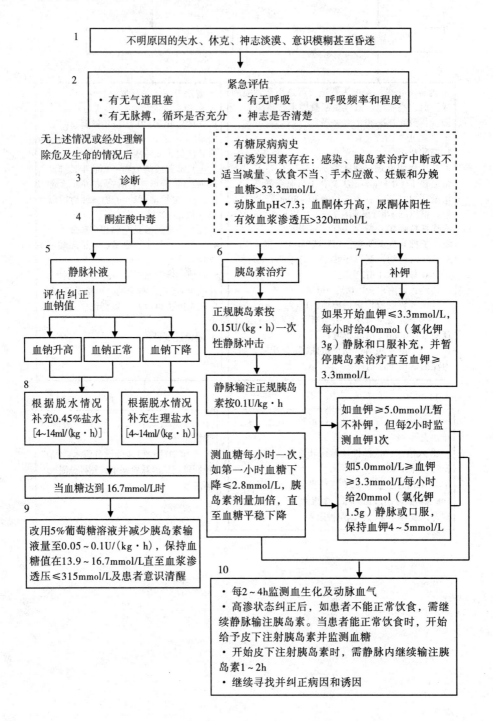

1 不明原因的失水、休克、神志淡漠、意识模糊甚至昏迷

2 紧急评估
- 有无气道阻塞　　　　　・有无呼吸　　　・呼吸频率和程度
- 有无脉搏，循环是否充分　・神志是否清楚

无上述情况或经处理解除危及生命的情况后

3 诊断 → ・有糖尿病病史
・有诱发因素存在：感染、胰岛素治疗中断或不适当减量、饮食不当、手术应激、妊娠和分娩
・血糖>33.3mmol/L
・动脉血pH<7.3；血酮体升高，尿酮体阳性
・有效血浆渗透压>320mmol/L

4 酮症酸中毒

5 静脉补液

评估纠正血钠值

血钠升高　血钠正常　血钠下降

8 根据脱水情况补充0.45%盐水[4~14ml/(kg·h)]　根据脱水情况补充生理盐水[4~14ml/(kg·h)]

当血糖达到16.7mmol/L时

9 改用5%葡萄糖溶液并减少胰岛素输液量至0.05~0.1U/(kg·h)，保持血糖值在13.9~16.7mmol/L直至血浆渗透压≤315mmol/L及患者意识清醒

6 胰岛素治疗

正规胰岛素按0.15U/(kg·h)一次性静脉冲击

静脉输注正规胰岛素按0.1U/kg·h

测血糖每小时一次，如第一小时血糖下降≤2.8mmol/L，胰岛素剂量加倍，直至血糖平稳下降

7 补钾

如果开始血钾≤3.3mmol/L，每小时给40mmol（氯化钾3g）静脉和口服补充，并暂停胰岛素治疗直至血钾≥3.3mmol/L

如血钾≥5.0mmol/L暂不补钾，但每2小时监测血钾1次

如5.0mmol/L≥血钾≥3.3mmol/L每小时给20mmol（氯化钾1.5g）静脉或口服，保持血钾4~5mmol/L

10
- 每2~4h监测血生化及动脉血气
- 高渗状态纠正后，如患者不能正常饮食，需继续静脉输注胰岛素。当患者能正常饮食时，开始给予皮下注射胰岛素并监测血糖
- 开始皮下注射胰岛素时，需静脉内继续输注胰岛素1~2h
- 继续寻找并纠正病因和诱因

附图9：昏迷急救流程

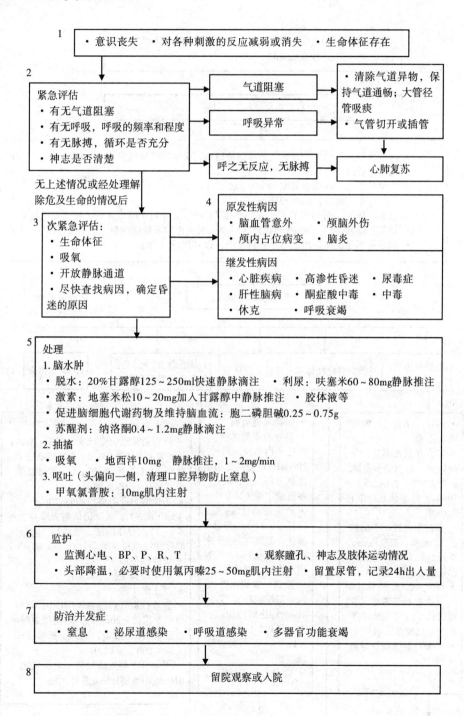

1. ・意识丧失　・对各种刺激的反应减弱或消失　・生命体征存在

2. 紧急评估
   ・有无气道阻塞
   ・有无呼吸，呼吸的频率和程度
   ・有无脉搏，循环是否充分
   ・神志是否清楚

   气道阻塞

   呼吸异常

   ・清除气道异物，保持气道通畅；大管径管吸痰
   ・气管切开或插管

   呼之无反应，无脉搏　→　心肺复苏

   无上述情况或经处理解除危及生命的情况后

3. 次紧急评估：
   ・生命体征
   ・吸氧
   ・开放静脉通道
   ・尽快查找病因，确定昏迷的原因

4. 原发性病因
   ・脑血管意外　・颅脑外伤
   ・颅内占位病变　・脑炎

   继发性病因
   ・心脏疾病　・高渗性昏迷　・尿毒症
   ・肝性脑病　・酮症酸中毒　・中毒
   ・休克　・呼吸衰竭

5. 处理
   1. 脑水肿
   ・脱水：20%甘露醇125~250ml快速静脉滴注　・利尿：呋塞米60~80mg静脉推注
   ・激素：地塞米松10~20mg加入甘露醇中静脉推注　・胶体液等
   ・促进脑细胞代谢药物及维持脑血流：胞二磷胆碱0.25~0.75g
   ・苏醒剂：纳洛酮0.4~1.2mg静脉滴注
   2. 抽搐
   ・吸氧　・地西泮10mg　静脉推注，1~2mg/min
   3. 呕吐（头偏向一侧，清理口腔异物防止窒息）
   ・甲氧氯普胺：10mg肌内注射

6. 监护
   ・监测心电、BP、P、R、T　・观察瞳孔、神志及肢体运动情况
   ・头部降温，必要时使用氯丙嗪25~50mg肌内注射　・留置尿管，记录24h出入量

7. 防治并发症
   ・窒息　・泌尿道感染　・呼吸道感染　・多器官功能衰竭

8. 留院观察或入院

附图10：休克急救流程

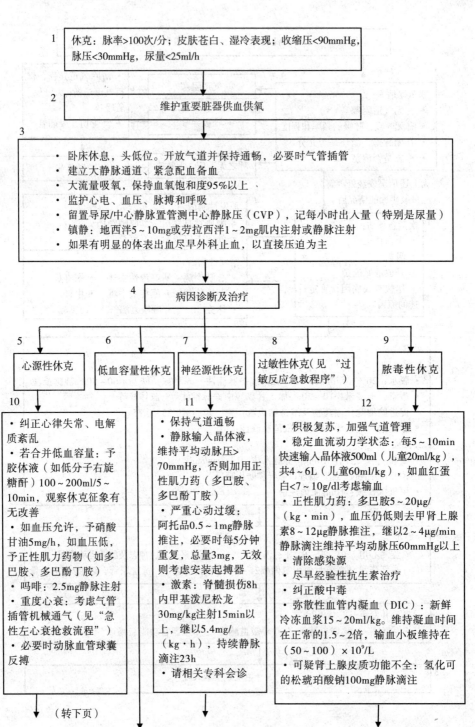

1　休克：脉率>100次/分；皮肤苍白、湿冷表现；收缩压<90mmHg，脉压<30mmHg，尿量<25ml/h

2　维护重要脏器供血供氧

3
- 卧床休息，头低位。开放气道并保持通畅，必要时气管插管
- 建立大静脉通道、紧急配血备血
- 大流量吸氧，保持血氧饱和度95%以上
- 监护心电、血压、脉搏和呼吸
- 留置导尿/中心静脉置管测中心静脉压（CVP），记每小时出入量（特别是尿量）
- 镇静：地西泮5~10mg或劳拉西泮1~2mg肌内注射或静脉注射
- 如果有明显的体表出血尽早外科止血，以直接压迫为主

4　病因诊断及治疗

5 心源性休克　6 低血容量性休克　7 神经源性休克　8 过敏性休克（见"过敏反应急救程序"）　9 脓毒性休克

10
- 纠正心律失常、电解质紊乱
- 若合并低血容量：予胶体液（如低分子右旋糖酐）100~200ml/5~10min，观察休克征象有无改善
- 如血压允许，予硝酸甘油5mg/h，如血压低，予正性肌力药物（如多巴胺、多巴酚丁胺）
- 吗啡：2.5mg静脉注射
- 重度心衰：考虑气管插管机械通气（见"急性左心衰抢救流程"）
- 必要时动脉血管球囊反搏

（转下页）

11
- 保持气道通畅
- 静脉输入晶体液，维持平均动脉压>70mmHg，否则加用正性肌力药（多巴胺、多巴酚丁胺）
- 严重心动过缓：阿托品0.5~1mg静脉推注，必要时每5分钟重复，总量3mg，无效则考虑安装起搏器
- 激素：脊髓损伤8h内甲基泼尼松龙30mg/kg注射15min以上，继以5.4mg/（kg·h），持续静脉滴注23h
- 请相关专科会诊

12
- 积极复苏，加强气道管理
- 稳定血流动力学状态：每5~10min快速输入晶体液500ml（儿童20ml/kg），共4~6L（儿童60ml/kg），如血红蛋白<7~10g/dl考虑输血
- 正性肌力药：多巴胺5~20μg/（kg·min），血压仍低则去甲肾上腺素8~12μg静脉推注，继以2~4μg/min静脉滴注维持平均动脉压60mmHg以上
- 清除感染源
- 尽早经验性抗生素治疗
- 纠正酸中毒
- 弥散性血管内凝血（DIC）：新鲜冷冻血浆15~20ml/kg。维持凝血时间在正常的1.5~2倍，输血小板维持在（50~100）×10⁹/L
- 可疑肾上腺皮质功能不全：氢化可的松琥珀酸钠100mg静脉滴注

（接上页）

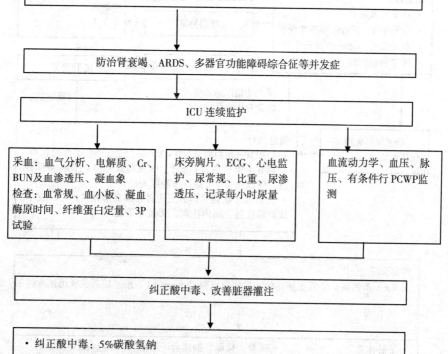

• 初步容量复苏（血流动力学不稳定者），双通路输液：
快速输液 20～40ml/kg等渗晶体液（如林格液或生理盐水）及胶体液（低分子右旋
糖酐或羟基淀粉）100～200ml/5～10min
• 经适当容量复苏后仍持续低血压则给予血管加压药：
收缩压70～100mmHg：多巴胺2.5～20μg/（kg·min）；收缩压<70mmHg：去甲肾上
腺素0.5～30μg/min
• 纠正酸中毒：机械通气和液体复苏无效的严重酸中毒则考虑碳酸氢钠100～250ml
静脉滴注

防治肾衰竭、ARDS、多器官功能障碍综合征等并发症

ICU 连续监护

采血：血气分析、电解质、Cr、BUN及血渗透压、凝血象
检查：血常规、血小板、凝血酶原时间、纤维蛋白定量、3P试验

床旁胸片、ECG、心电监护、尿常规、比重、尿渗透压，记录每小时尿量

血流动力学、血压、脉压、有条件行 PCWP监测

纠正酸中毒、改善脏器灌注

• 纠正酸中毒：5%碳酸氢钠
• 应用血管活性剂：含血管收缩剂（如肾上腺素、去甲肾上腺素、多巴胺等）；血管扩张剂（如间羟胺、酚妥拉明等）

附图 11：低血糖急救程序

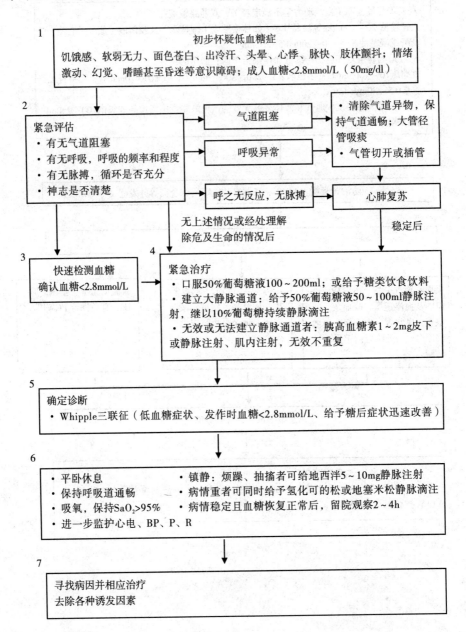

1 | 初步怀疑低血糖症
饥饿感、软弱无力、面色苍白、出冷汗、头晕、心悸、脉快、肢体颤抖；情绪激动、幻觉、嗜睡甚至昏迷等意识障碍；成人血糖<2.8mmol/L（50mg/dl）

2 | 紧急评估
· 有无气道阻塞
· 有无呼吸，呼吸的频率和程度
· 有无脉搏，循环是否充分
· 神志是否清楚

气道阻塞

呼吸异常

· 清除气道异物，保持气道通畅；大管径管吸痰
· 气管切开或插管

呼之无反应，无脉搏

心肺复苏

稳定后

无上述情况或经处理解除危及生命的情况后

3 | 快速检测血糖
确认血糖<2.8mmol/L

4 | 紧急治疗
· 口服50%葡萄糖液100~200ml；或给予糖类饮食饮料
· 建立大静脉通道：给予50%葡萄糖液50~100ml静脉注射，继以10%葡萄糖持续静脉滴注
· 无效或无法建立静脉通道者：胰高血糖素1~2mg皮下或静脉注射、肌内注射，无效不重复

5 | 确定诊断
· Whipple三联征（低血糖症状、发作时血糖<2.8mmol/L、给予糖后症状迅速改善）

6 | · 平卧休息
· 保持呼吸道通畅
· 吸氧，保持SaO_2>95%
· 进一步监护心电、BP、P、R

· 镇静：烦躁、抽搐者可给地西泮5~10mg静脉注射
· 病情重者可同时给予氢化可的松或地塞米松静脉滴注
· 病情稳定且血糖恢复正常后，留院观察2~4h

7 | 寻找病因并相应治疗
去除各种诱发因素

附图 12：过敏反应急救流程

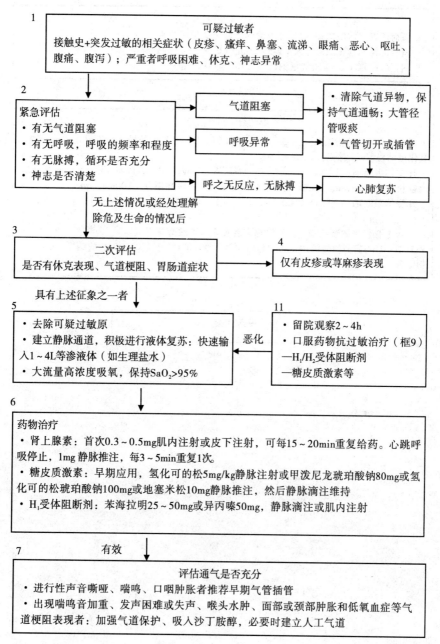

1 可疑过敏者
接触史+突发过敏的相关症状（皮疹、瘙痒、鼻塞、流涕、眼痛、恶心、呕吐、腹痛、腹泻）；严重者呼吸困难、休克、神志异常

2 紧急评估
· 有无气道阻塞
· 有无呼吸，呼吸的频率和程度
· 有无脉搏，循环是否充分
· 神志是否清楚

气道阻塞

呼吸异常

· 清除气道异物，保持气道通畅；大管径管吸痰
· 气管切开或插管

呼之无反应，无脉搏

心肺复苏

无上述情况或经处理解除危及生命的情况后

3 二次评估
是否有休克表现、气道梗阻、胃肠道症状

4 仅有皮疹或荨麻疹表现

具有上述征象之一者

5
· 去除可疑过敏原
· 建立静脉通道，积极进行液体复苏：快速输入1~4L等渗液体（如生理盐水）
· 大流量高浓度吸氧，保持SaO₂>95%

11
· 留院观察2~4h
· 口服药物抗过敏治疗（框9）
—H₁/H₂受体阻断剂
—糖皮质激素等

恶化

6 药物治疗
· 肾上腺素：首次0.3~0.5mg肌内注射或皮下注射，可每15~20min重复给药。心跳呼吸停止，1mg静脉推注，每3~5min重复1次。
· 糖皮质激素：早期应用，氢化可的松5mg/kg静脉注射或甲泼尼龙琥珀酸钠80mg或氢化可的松琥珀酸钠100mg或地塞米松10mg静脉推注，然后静脉滴注维持
· H₁受体阻断剂：苯海拉明25~50mg或异丙嗪50mg，静脉滴注或肌内注射

7 有效

评估通气是否充分
· 进行性声音嘶哑、喘鸣、口咽肿胀者推荐早期气管插管
· 出现喘鸣音加重、发声困难或失声、喉头水肿、面部或颈部肿胀和低氧血症等气道梗阻表现者：加强气道保护、吸入沙丁胺醇，必要时建立人工气道

（转下页）

（接上页）

8　　　有效

评估血压是否稳定

- 低血压者，需快速输入1~2L等渗晶体液（如生理盐水）
- 血管活性药物（如多巴胺）2.5~20μg/（kg·min）静脉滴注
- 纠正酸中毒（如5%碳酸氢钠100~250ml静脉滴注）

9　　　有效

继续给予药物治疗

- 糖皮质激素：醋酸泼尼松（5~20mg，qd或tid）、氢化可的松、甲泼尼龙琥珀酸钠、氢化可的松琥珀酸钠或地塞米松等
- H₁受体阻断剂：苯海拉明、异丙嗪、赛庚啶（2mg，tid）、特非那定（60mg，bid）、西替利嗪（10mg，qd）、氯雷他定（10mg，qd）、咪唑斯汀（100mg，qd）
- H₂受体阻断剂：西咪替丁（0.2~0.4，qid）、雷尼替丁（0.15g，bid）、法莫替丁（20mg，bid）
- β肾上腺素受体激动药：支气管痉挛者吸入沙丁胺醇气雾剂
- 其他：10%葡萄糖酸钙10~20ml静脉注射；维生素C、氨茶碱、色甘酸钠（20mg，tid）等

10

留院观察24h或入院